豊富な写真で
正常所見と疾患がわかる

新生児の
正常・異常
みきわめブック

正期産児編

名古屋第二赤十字病院
第一新生児科部長 田中太平

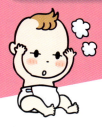
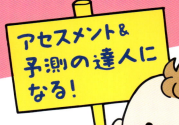

アセスメント&
予測の達人に
なる！

✓ 赤ちゃんを見るときの意識を高める
✓ 赤ちゃんの微細な変化を見つける目を養う
✓ 観察力を飛躍的に高める

MCメディカ出版

はじめに

　今までNICUに入院してくる赤ちゃんたちの写真を3万枚以上撮りためて、疾患別にファイリングしてきましたが、その中でいろいろ気づくことがありました。この本は、通常の医学書には書かれていないような、筆者自身が新たに発見した所見、穴場的な情報も盛り込みながら創った写真集です。視覚的なイメージは頭に入りやすく、病態を実体験するとさらに記憶にも残りやすいと思うので、楽しみながらこの本に目を通して、現場でもご活用ください。話し言葉でわかりやすく解説したこの本は、医学書というより挿絵入りの物語を読むイメージで書きあげました。一読すればきっと赤ちゃんを見る目が変わってくることと思います。

この本の目標とするところ

　見る側の意識によって「異常があっても気づかない」ことはよくあります。そんな「赤ちゃんを見るときの意識を高める」「赤ちゃんの微細な変化を見つける眼を養う」ことが本書の目的です。医学知識のレベルによって診方の鋭さが違ってくることも事実ですが、この本を読んで、「今日の○○ちゃんは、他の子とどこか違う。昨日までとは微妙に違う」「何となくおかしい」「ちょっと危険かも？」と思えるようになってくれれば大成功です。異常に気づけば、あとは医師と相談しながら病態を考えていけばいいので、「できるだけ早く、赤ちゃんの微細な違いや変化に気づくこと！」これが大きな第一歩です。

　この「違いと変化」（他の子との違いとその子自身の変化）をいつも意識してみましょう。意識し続けると、今まで見えなかった姿がだんだん見えるようになってきますし、そのちょっとした発見が楽しさと自信に、さらには経験の蓄積となって身についていきます。

　「現在の異常」に気づいたら「過去を振り返る」。よく見つめ直すと意外な発見がありますし、その発見が次へとつながっていきます。振り返ってみると、「悪化する前兆のサインがこれだった！」と気づくこともしばしばあります。ここから、さらにステップアップを遂げるためには、「その先を予測」してみましょう。過去を振り返りながら現在を診ると、未来が見えてきます。「現在・過去・未来」、これをワンセットにして経験を積んでいけば、赤ちゃんに対する観察力を飛躍的に高める！ことができます。「現在・過去・未来」を意識し突き詰めていけば、見ただけで現時点での血液検査の結果やレントゲン所見を予想し、その後の病状や検査所見の推移まで予測することも可能となります。この本を読んだことをきっかけに、先を読んで動けるような「予測の達人」を目指して頑張りましょう！

記憶に残る写真集を目指して

　この本の一番ユニークな点は、「観察するためにはライト選びが重要」という観点から、照明の基礎知識も学びながら、赤ちゃんの診方について解説したことです。次に「出生直後の赤ちゃんを体験」しながら、診察の流れに沿って新生児の診方のポイントについて説明しました。出生直後に一番重要な呼吸から始まり、実際の赤ちゃんをイメージしながら読み進められるように工夫しました。

　よく目を凝らしてみると、赤ちゃんには不思議なところがたくさんあります。そんな素朴な疑問も含めてミニ知識を書き加えました。説明を読みながら、写真を眺めながら、自分なりに考えてみましょう。満期（正期産）に近い早産児では胎脂が体にたくさん付着しているのに、予定日近くなってくる頃には胎脂がなくなっているのはなぜ？　対光反射を見るために瞼を開けようとしても新生児では難しいのはなぜ？　新生児の産毛って濃いように思うけど何か意味があるの？　Moro反射って何のためにあるの？　などなど……。「読むだけでなく、自分で考える」そのプロセスによって、脳内のシナプス回路が強化され、記憶にも残りやすくなりますので、是非チャレンジしてみてください。

　本書ではご家族の了承を得た上で、なるべく赤ちゃんの表情がわかるような写真を掲載しました。特に、眼を覆い隠してしまうと赤ちゃんの細やかな表情もわかりにくくなりますし、何と言っても世界語にもなってきた"Kawaii"赤ちゃん、その表情を見ると読む気が出てきます。赤ちゃんを観察するときに、表情の変化をとらえることはとても重要です。表情の変化について具体的に写真で提示してある医学書はほとんど皆無だと思います。大人でも徹夜明けは目にクマができたり、疲れた顔になりますが、赤ちゃんにも同じことが言えます。眼で、表情で、体全体で訴えている赤ちゃんをよく観察して、その訴えを見つけてあげましょう。

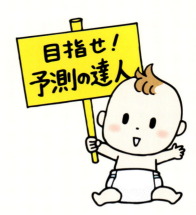

2019年11月

田中太平

豊富な写真で正常所見と疾患がわかる

新生児の 正常・異常 みきわめブック 正期産児編 目次

はじめに ……… 2

第0章… ライティングの効果 ここがみきわめポイント　9

★ 照明によって、診方によって赤ちゃんはこんなにも変わる！ ——— 9

1— 観察時の照明と視点 ——— 9

みきわめ! どちらが本当の色に近いでしょうか？ ……… 9

2— 照明の照度・演色性、観察する向きやライトの当て方 ——— 10

みきわめ! どちらが重症に見えますか？ ……… 10

第1章… 出生直後の観察 ここがみきわめポイント　12

❶ 出生直後の赤ちゃんは、こんなところに注目！ ——— 12

1— 顔・表情の観察 ——— 12

みきわめ! 赤ちゃんは表情で訴えています ……… 12

2— 全身の皮膚色を見る ——— 13

みきわめ! 白ちゃんは要注意！ ……… 13

3— 筋緊張の評価 ——— 14

みきわめ! 見た目の筋緊張の評価は、膝の位置に注目！ ……… 14

4— 泣き声のアセスメント ——— 15

みきわめ! 赤ちゃんの泣き声で肺の状態を推測する！ ……… 15

5— 検査データとの比較 ——— 17

みきわめ! 赤ちゃんの見た目だけで検査データを予測する ……… 17

6— 呼吸状態の指標：多呼吸、シーソー呼吸、陥没呼吸 ——— 17

みきわめ! 陥没呼吸は警戒警報！ ……… 17

❷ 出生後、大きく変化するところを先に確認しておきましょう：
新生児の生後5日間の変化 ——— 20

1— 皮　膚 ——— 20

みきわめ! 皮膚は日々変化しています：胎脂の行方 ……… 20

みきわめ! スベスベの肌からガサガサの肌へ ……… 21

2 黄 疸 ——— 24

みきわめ! TcBデータ、皮膚色、血清の色もチェックする ……… 24

3 胎 便：便の変化 ——— 26

みきわめ! 情報満載の色とにおいに注目！ ……… 26

第2章…部位別の正常と異常｜ここがみきわめポイント｜ 　　　　29

1 全身の観察 　それでは診察を始めましょう ————————————————— 29

★ 全身の観察と観察の順序 ——— 29

みきわめ! 呼吸と循環が安定したら…まず、全身を見てから局所を観察しましょう ……… 29

2 頭部の正常と異常 ————————————————————————— 31

1 大泉門・小泉門と骨縫合 ——— 31

みきわめ! 頭は必ずなでて確認！ ……… 31

2 帽状腱膜下血腫・頭血腫 ——— 32

みきわめ! タプンタプン波動…帽状腱膜下血腫？　頭血腫？ ……… 32

3 頭蓋骨早期癒合症、その他の先天性疾患 ——— 34

みきわめ! 後頭部のくぼみ、頭の大きさにも注意 ……… 34

3 顔面の正常と異常 ————————————————————————— 38

1 耳介低位・眼間開離 ——— 38

みきわめ! 顔のバランスを意識して見ましょう ……… 38

2 口蓋裂 ——— 42

みきわめ! 鼻からミルクは要注意 ……… 42

3 小耳症・埋没耳 ——— 44

みきわめ! 耳の大きさと形もよく見ましょう！ ……… 44

4 顔や頭の皮膚所見のいろいろ ——————————————————————— 46

みきわめ! 正常のバリエーションか異常な所見か？ ……… 46

5 身体の皮膚所見のいろいろ ———————————————————————— 51

1 ハレキン現象、網状皮斑、新生児中毒性紅斑 ——— 51

みきわめ! こんな所見は経過観察：体の皮膚の発赤 ……… 51

2 — 乳腺肥大、副乳、adnexal polyp —— 54

みきわめ！ こんな所見は経過観察：乳腺周囲のちょっとした所見 ……… 54

3 — 多毛・色素沈着 —— 55

みきわめ！ こんな所見は大丈夫：ただ他に合併症のあるときや程度の強いときは注意 ……… 55

4 — 伝染性膿痂疹、SSSS、NTED、先天性表皮水疱症、新生児ヘルペス —— 56

みきわめ！ こんな皮膚は感染がらみ、要注意 ……… 56

5 — 皮膚割線に沿って発生する皮膚の異常 —— 61

みきわめ！ 身体には「目に見えないシマシマがある」って知ってますか？ ……… 61

6 — 母 斑 —— 62

みきわめ！ 身体にできるいろいろな「あざ」、その並び方にも注意 ……… 62

6 腹部の診察のポイント ———————————————— 66

★ — 腸捻転、蜂窩織炎、胎児水腫 —— 66

みきわめ！ こんな腹部所見は緊急対応：皮膚の色、厚み、しわと質感 ……… 66

7 臍の正常と異常 ———————————————————— 70

★ — 臍帯付着位置、臍帯表面や色調、捻転の強さ —— 70

みきわめ！ 臍帯や臍は最初の見た目、全周、へこみにも注意 ……… 70

8 臀部と外陰部の正常と異常 　オムツをはずして気づくこと ——— 74

1 — 臀 部 —— 74

みきわめ！ 赤ちゃんのおしりは大丈夫ですか？ ……… 74

2 — 外陰部 —— 80

みきわめ！ オムツをはずしたとき注意　外陰部の見方 ……… 80

9 四肢の正常と異常 ———————————————————— 87

1 — 四肢短縮症 —— 87

みきわめ！ 四肢の長さと形は大丈夫ですか？ ……… 87

2 — 羊膜索シークエンス —— 90

みきわめ！ からだのくぼみには要注意！ ……… 90

3 — 先天性内反足、回外位足、外反踵足 —— 94

みきわめ！ 足の向きが気になるときは、まず動かしてみましょう ……… 94

4 ― 足の浮腫 ――― 96

みきわめ！ 足をなでて触ってわかること ……… 96

5 ― 多趾症、合趾症 ――― 97

みきわめ！ 足の指は太さにも気をつけて ……… 97

第3章…診察・アセスメントの基本｜出生直後から退院時チェックに役立つ｜　　　98

❶ 聴　診 ―――――――――――――――――――――――――――― 98

1 ― 聴診のコツ：呼吸音 ――― 98

みきわめ！ 泣き声と咳の水っぽさを意識しましょう ……… 98

2 ― 呼吸音の聴診のポイント ――― 100

みきわめ！ 呼吸音の強さ・柔らかさ・音調… ……… 100

3 ― 聴診のコツ：心雑音 ――― 103

みきわめ！ 心雑音を再現してみましょう ……… 103

4 ― 聴診のコツ：腸蠕動音 ――― 106

みきわめ！ 今の腸蠕動音はどれですか？（ポコポコ音、シュワシュワ音、減弱／無音）……… 106

❷ 触　診 ―――――――――――――――――――――――――――― 107

1 ― 胸部の触診：触ってわかる痰の貯留 ――― 107

みきわめ！ 痰の貯留は胸部の触診でも評価できます！ ……… 107

2 ― 腹部の触診 ――― 107

みきわめ！ おなかを積極的に触りましょう ……… 107

❸ 神経学的所見のみかた ――――――――――――――――――――― 109

1 ― 新生児の反射 ――― 109

みきわめ！ 原始反射って何のためにあるの？ ……… 109

2 ― 体位と反射 ――― 110

みきわめ！ モロー反射の表と裏　ロデオ反射？ ……… 110

3 ― モロー反射を見るときの注意点 ――― 112

みきわめ！ アイコンタクト、自己鎮静もチェックしましょう ……… 112

4 ― 非対称性緊張性頸反射（ATNR）――― 113

みきわめ！ 赤ちゃんの表情、動きの変化と柔らかさを見きわめましょう！ ……… 113

5 ― スカーフ徴候、引き起こし反射 ――― 116

みきわめ! 筋緊張を評価しましょう！ ……… 116

6 ― 新生児仮死 ――― 116

みきわめ! 状態の悪い赤ちゃんに出会ったら ……… 116

7 ― 痙攣の区別 ――― 119

みきわめ! 新生児発作と非皮質起源イベントの違いは？ ……… 119

知っていると Good! 役に立つミニ知識

1 咳＝バギング＋クリーニング効果 ――― 16
2 呼吸障害があるときには胃カテは口から挿入を ――― 19
3 脇の下にも要注意 ――― 21
4 チェックバルブって何？ ――― 26
5 悩むときはバランスの確認をしてみよう ――― 34
6 皮膚病変と三叉神経 ――― 50
7 PHACES症候群 ――― 50
8 皮膚割線って変なシマ？ ――― 61
9 黒子も蒙古斑も同じ色！ ――― 65
10 体位も考慮して観察　先天性皮膚洞 ――― 76
11 伸展陰茎長を計ってみましょう！ ――― 84
12 ライティングはやっぱり重要です！ ――― 90
13 吸啜反射はパターンと強さを評価しましょう！ ――― 109
14 向き癖があれば早めに修正しましょう ――― 115
15 手で楽に開眼できる赤ちゃんは要注意 ――― 120

索　引 ……… 123

著者紹介 ……… 127

第0章…ライティングの効果　ここがみきわめポイント

★ 照明によって、診方によって赤ちゃんはこんなにも変わる！

1 観察時の照明と視点

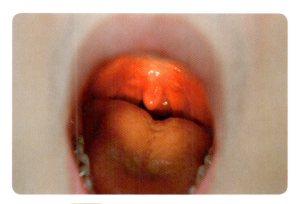

図1-1 ハロゲンライトで見た咽頭

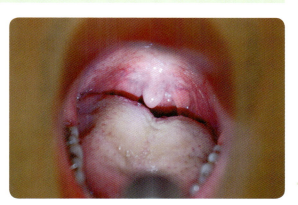

図1-2 安価なLEDライトで見た咽頭

表1 ライトによる違い

	ハロゲンライト	安価なLEDライト
平均演色評価数（Ra）	100	60
咽頭の色	咽頭の赤味がわかりやすい	咽頭が白っぽく見える

みきわめ！　どちらが本当の色に近いでしょうか？

　観察するためには、見るときの照明と視点が重要です。照明がもたらす明るさ（照度）、照明の質（演色性[※1]、色温度[※2]）、照明の当て方（ライティング）によって、赤ちゃんの見え方は大きく変わります。NICUでは安静を保つために照度を低めに設定している施設も多いと思います。産科施設でも夜間は照度を落としているところが多いと思いますが、暗くなると皮膚色の細かな変化を識別しにくくなるので注意が必要です。映画館を思い浮かべてください。上映中の映画は明るくきれいに見えても、隣に座っている人の服の色は暗くてわかりにくくなります。色覚認知には、ある程度の照度が必要です。赤ちゃんの体幹や四肢の皮膚色を観察するときには、折り畳んだガーゼやタオル（ママ・パパガーゼ、ママ・パパタオル）[※3]で眼を遮蔽した上、局所的にペンライトで照らしたり、処置観察用の明るいライトで全身を照らせば、赤ちゃんへの負担を減らすことができます。大人でも熟睡中に明かりをつけられれば「まぶしい！」と不快感を感じると思いますが、赤ちゃんも同じです。なるべく赤ちゃんの負担を減らすような配慮は必須です。

照度が確保されても照明の光の質によっても色の見え方は異なってきます。私たちは照明の反射した光を色として知覚しているので、照明の光の質が悪ければ赤ちゃんの微妙な違いを見つけることも難しくなります。赤いライトで照らせば白い壁も赤く見えてしまう、そんなイメージで考えてもらえれば理解しやすいと思います。色の見え方に影響する照明の性質を演色性と言いますが、Ra（平均演色評価数）が100に近いほど自然光に近い照明、色の再現性の高い照明と考えられます。写真で比較するとよくわかりますが、同じ咽頭でも演色性の低い安価なLEDライトで見ると喉の赤味が消えて白っぽく見えます（図1-2）。観察するためには、==演色性の高いハロゲンライト==（Ra100、図1-1）、==豆電球（白熱電球）のペンライト==、==高演色性のLED（Ra85以上）を使ったペンライト==、もしくは観察用の照明が望ましいと思います（表1）。安価なLEDライトでは特に赤色の再現性が悪いため注意が必要です。室内の照明も高演色性の蛍光灯やLEDを使うと、赤ちゃんだけでなくスタッフもきれいに見えます！

※1 演色性：照明によって見える色の再現性で、太陽光を基準（Ra100）として数値化したものです。R1-R8の色の平均値をRa、R9は赤色の再現性を意味するので、Ra．R9がともに高いライトが新生児の観察には適しています。

※2 色温度：仮想の黒色体を熱したときの、温度と光の色の関係。ろうそくの炎は1,700℃なので、この色が1,700K（ケルビン）、白色系の蛍光灯は5,000〜6,500Kとなります。

※3 ママ・パパガーゼ、ママ・パパタオル：両親の胸に数時間タオルやガーゼを直接当てて、両親のにおいを染み込ませたもので、光が通らない程度の厚さに折り畳んで調整します。正常な皮膚菌叢の移植も期待できます。

2 照明の照度・演色性、観察する向きやライトの当て方

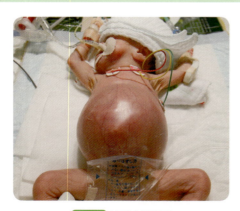

図2-1 NICUの照明

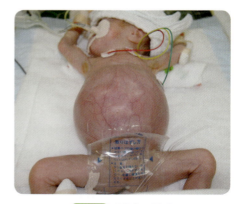

図2-2 手術室の照明

みきわめ！ どちらが重症に見えますか？

　腹膜炎で手術をする直前の赤ちゃんを、NICUの照明と手術室の照明で照らして比較してみました（図2、表2）。NICUでは照度が低いこともあって、細い血管の区別はわかりにくくなってい

表2 NICUの照明と手術用照明の比較

	NICUの照明	手術用の照明
照明の特徴	低照度・高演色性	高照度・低演色性
発赤	＋＋＋	±
光沢	＋＋＋	±
重症感	＋＋＋	−
細い血管の視認性	暗いためやや不良	良好

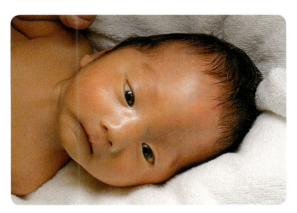

図3 鼻根部の高さはどうですか？

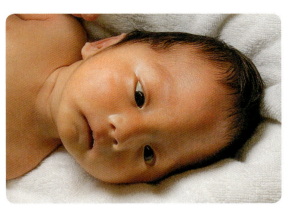

図4 照明の向きを変えると…鎧兜様に見えてきます

すが、演色性、特に赤色の演色性が高いため、腹壁の光沢や発赤がわかりやすく、重症感も漂っています。一方、手術用ライトでは、照度が高く明るいため細い血管まで詳細に観察できますが、演色性が低いため光沢や発赤はわかりにくくなっていますし、重症感も消えてしまいます（図2）。

ライトの当て方（ライティング）によって凹凸はかなり違って見えます。図3 では鼻根部（目と目の間の鼻の上部）が平坦に見えますが、ライトの角度を少し変えてみると、鼻根部が高く、前頭部から眉間が突出したギリシャ戦士の鎧兜様(よろいかぶと)の顔貌（4p-症候群）が見えてきます（図4）。

以上のことから、新生児を観察するためには照明が重要で、「照度（明るさ）、演色性（色の再現性）、観察する向きやライトの当て方（ライティング）にも注意を払った方がいい」ということが理解できたのではないかと思います。何となく赤ちゃんの調子が悪そう（not doing well）、ちょっと気になる顔立ちと思ったら、いろいろな方向から赤ちゃんを見たり、ライトで照らして皮膚色を確認したり、光が作り出す影も意識しながらコントラストをつけると思わぬ発見をすることもあります。他の子とどこか違いがないか、いつも意識しながら赤ちゃんをよく観察してみましょう。

第1章…出生直後の観察　ここがみきわめポイント

1　出生直後の赤ちゃんは、こんなところに注目！

1　顔・表情の観察

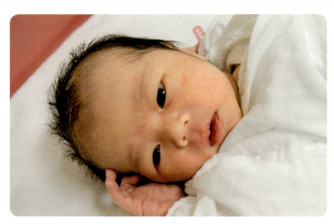

図1　ほっと一息

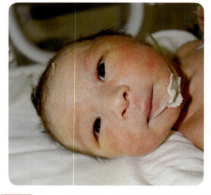

図2-1　びっくりしたように大きく見開いた目

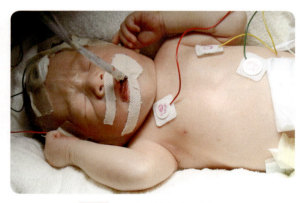

図2-2　眉間にできた縦じわは…

みきわめ！　赤ちゃんは表情で訴えています

　出産・出生はお母さんにとっても赤ちゃんにとっても大変なことです。出生直後はストレスの影響で交感神経系が優位に働きますが、落ち着いてくると副交感神経系が優位となって、赤ちゃんは穏やかな眠りにつきます。夕暮れ時の明るさだった子宮内から、突然明るい光環境にさらされるため、出生直後はまぶしくて眼を閉じていることが多いと思いますが、光に慣れてくると穏やかな表情で開眼します（図1）。軽度から中等度の新生児仮死では、交感神経系がより強く作用するため、

逆に出生直後から「目を大きく見開いて、びっくりしたような目つき」となったり（図2-1）、分娩時のストレスがもっと大きくなると、全身の筋緊張亢進に伴って表情筋の筋緊張も亢進するため、眉間にしわを寄せた苦しそうな顔つき（苦悶様顔貌）になります（図2-2）。重症仮死に陥ると、全身の筋緊張低下に伴って表情筋の筋緊張も低下して無表情になるため、無欲状顔貌と呼ばれます。新生児仮死に至る流れとしては、子宮内で穏やかな生活をしていたのに、突然びっくりするような状態に陥り、さらには苦しくなって、ぐったりしてくる……、そんなイメージです。赤ちゃんの表情や目付きから赤ちゃんの状況をくみ取ってあげることが大切です。

2 全身の皮膚色を見る

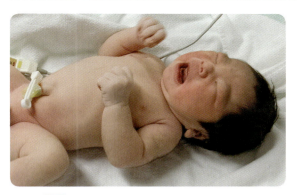

図3 出生直後は白ちゃんでした（生後3分）

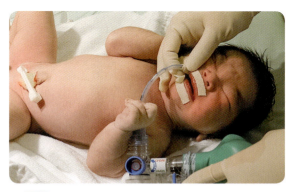

図4 挿管して赤みは戻ってきましたが少し苦しそう（生後8分）

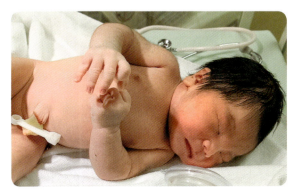

図5 抜管でき、眉間のしわも消えてスヤスヤと（生後15分）

みきわめ！ 白ちゃんは要注意！

　胎児は母体の静脈血に近いような低酸素状態で成長していくので、酸素をたくさん取り込めるように生理的にも多血となっています。正常な新生児は血液が濃くて皮膚が薄いため、赤っぽく見えるので「赤ちゃん」「赤ん坊」と呼ばれてきたわけです。新生児仮死などで循環状態が悪くなると、

皮膚・筋肉・消化管の血管が収縮して、生命にとって重要な組織（脳、肝臓、腎臓、副腎）に血流を回す血流の再分布が起こり、体を守ります。皮膚の末梢血管が収縮すれば赤みがかった皮膚色（赤ちゃん）が白っぽく見えます（筆者は「白ちゃん」と呼んでいます、図3）。循環状態が改善してくると、皮膚の血流も良くなって白ちゃんから赤ちゃんへと戻っていきます（図4）。赤味が戻れば循環が改善してきたサインです（図4, 図5）。筋肉への血流を犠牲にすると筋肉の崩壊が起こるため、新生児仮死ではよくCKやLDHが上昇します。また、消化管の血流が一過性に悪くなると、その後、1〜2日間、悪心や嘔吐が続く初期嘔吐が起こりやすくなります。

3 筋緊張の評価

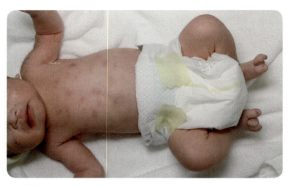
図6 仰臥位では膝が床から持ち上がっていれば筋緊張低下はなさそうです

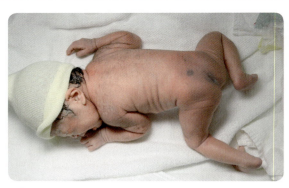
図7 腹臥位でヒップアップもできれば筋緊張は良好です

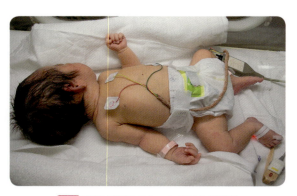
図8 四肢が床にベタッとついた蛙肢位

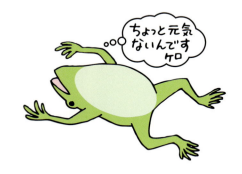

みきわめ！　見た目の筋緊張の評価は、膝の位置に注目！

　パッと見で成熟児（正期産児）の筋緊張を評価するときには、屈筋優位に加えて膝の位置がポイントとなります。狭い子宮内でも心地よく過ごすためには四肢を縮めていた方が好都合です。そのため、分娩予定日が近づくにつれて屈筋優位となり、出生後も四肢を曲げた屈筋優位が続きます。

14

出生後に仰臥位をとると、膝はラジアントウォーマーのベッド面よりも少し浮き、腹臥位をとったときにヒップアップができれば「パッと見、筋緊張低下はない」と考えます（図6, 図7）。四肢屈曲位をとっていても、膝の外側がべったりとベッド面についていれば、筋緊張低下のサイン。蛙がでんぐり返ったときと同じような肢位となるため、蛙肢位とも呼ばれます（図8）。その他にも筋緊張を評価する方法はいろいろあります（p.116 参照）。

4 泣き声のアセスメント

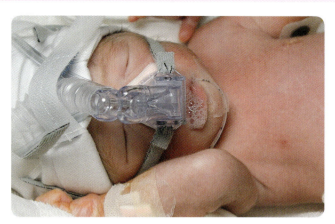

図9 口からあふれる泡の正体は……
肺サーファクタントがたくさん含まれた肺液です

みきわめ！ 赤ちゃんの泣き声で肺の状態を推測する！

　胎児期の肺は肺液で満たされていますが、陣痛が始まるとそのストレスによってカテコラミンの分泌が増加、肺液の産生は抑制されて吸収が促進されるため、陣痛がきっかけとなって肺液の9割は吸収されます[1]。残った1割の肺液も産道通過時の胸郭圧迫によって口から排出されます。出生した直後の赤ちゃんの泣き声に耳を傾けると、聴診する前から肺の状態や呼吸音をある程度、予測することができるようになります。

　帝王切開で立ち会い分娩をすると、時々、ガラガラとうがいをするような声で泣いている赤ちゃんに遭遇します。羊水が口腔内に残っていたり、羊水を吸い込んだためでしょうか？　胎児心音低下があれば苦しくなって子宮内で羊水を吸い込んでしまうこともあるかもしれませんが、正常な胎児では肺に羊水は入ってきません[1]。帝王切開で出生した赤ちゃんの場合、口腔吸引を行っても、いつの間にか液体や泡がまた口腔内に貯留してくることもよく経験します。つまり、このガラガラしたうがい声の正体は、残存した肺液が呼気とともに口元まで上がってきたためということになります[2]。ちなみに、せっけんのような界面活性作用を持った肺サーファクタントが、肺液に十分含まれていれば泡がたくさんできます（図9）。

うがい声のときには肺液の残存量はまだ多く、肺の広がりも悪いので、聴診をすると硬くバリバリ、ブツブツとした水っぽく粗い呼吸音として聴こえます。肺液が吸収されるにつれて、泣き声も湿った声から通常の乾いた声へと変化していきますが、その変化とともに呼吸音も柔らかくフワッと広がるような音へと変わっていきます。

　赤ちゃんの泣き声の水っぽさを意識して聴けば、肺液の残存量や聴診所見も予測できるようになります。なお、帝王切開で赤ちゃんを娩出させた後、臍帯を切断するまで腹臥位を維持しておけば、吸引をしなくても口腔内に残った羊水や肺液は自然に落下していきます。

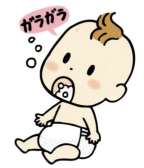

　気道に残った肺液を喀出するために咳き込むこともありますが、これも肺液が減少するにつれて湿った咳から乾いた咳へと変化していきます。「泣き声と咳の水っぽさ」を意識すると、その後の呼吸状態を予測することもできます。陣痛のない予定帝王切開では、肺液がそのまま残った状態で出生するので、立ち会ったときには、泣き声や咳の質を意識し、聴診所見や呼吸状態と照らし合わせながら観察してみましょう。

　自分で意識的に咳をすると理解しやすくなると思いますので、一度、胸にかかる圧力を意識しながら「コホン」と咳をしてみてください。息を大きく吸って、声門を閉じた状態で胸腔内圧を高め（息ごらえ）、声門を開いて一気に息を呼出して咳をしているはずです。息ごらえによる胸腔内圧上昇は、バギングをしたときと同じように肺を広げる作用がありますし、咳によって肺液を喀出するクリーニング効果も期待できるため、肺液が残存しているときの咳は一石二鳥となります[3]。ただし、赤ちゃんも息を吐いた状態では咳き込めませんので、咳を誘発するタイミングは息を吸った瞬間にトライしてみましょう（注：筋緊張低下のある児や2,000g未満の早産児、肺が極端に悪い場合は咳き込みもできないので無理しない範囲で！）。

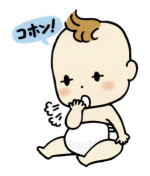

咳＝バギング＋クリーニング効果　　知っているとGood!　役に立つミニ知識①

　咽頭深くまで吸引すると迷走神経反射が誘発されて、無呼吸や徐脈に陥ることがあるため推奨されませんが、咳反射が誘発されることもあります。鼻腔吸引を行うと三叉神経が刺激されて無呼吸や徐脈を起こすことなく、咳反射を誘発することができます[3]。呼吸が確立した状態で、呼吸音がバリバリした音が続くときには、最大吸気時のタイミングに合わせて鼻腔やや上方に向けてカテーテルを少し挿入すると、咳が誘発されて呼吸音が早く清明となります。昔は口鼻腔吸引を積極的にやるように指導された時代がありましたが、吸引そのものが効を奏したのではなく、赤ちゃんが咳き込むことで呼吸状態が良くなっていったのだと思います。

5 検査データとの比較

みきわめ！ 赤ちゃんの見た目だけで検査データを予測する

　臍帯血のデータ、出生直後の赤ちゃんの状態とその後の変化を照らし合わせると、子宮内での状況、出生後の回復状況を推測するのに大変役立ちます。赤ちゃんの表情、白ちゃんや筋緊張の程度、泣き声の力強さを評価し、これらを組み合わせることによって、臍帯血ガスの代謝性アシドーシスの程度（BE）、その後のアシドーシスの変化まで予想することもできるようになります。「赤ちゃんを見て検査値を予測すること」「今までの経過を踏まえた上で赤ちゃんのこれから先を予測すること」は、赤ちゃんの異常を察知するためにも大変役立つので、いつも意識しておきましょう。

　「現在をよく観察し、過去を振り返って未来を予測する」

　この積み重ねで少しずつ赤ちゃんの未来が見えるようになってきます。

6 呼吸状態の指標：多呼吸、シーソー呼吸、陥没呼吸

みきわめ！ 陥没呼吸は警戒警報！

　新生児は体が小さいため心拍数も呼吸数も多く、呼吸数が60回／分以上になると多呼吸と定義されます。肺液の吸収が悪かったり、羊水を吸い込んだりすると、浅い多呼吸、浅表性多呼吸になることもよくあります。これは、1回換気量が減った分、呼吸数を増やすことで1分間の換気量を維持しようとする反応です。こんなときには、気道抵抗を下げるために鼻を広げる鼻翼呼吸を伴うこともよくあります。

　多呼吸でカバーできないときには、1回換気量を増やすために呼吸補助筋の助けを借ります。呼吸補助筋を使っても十分に肺が広がらなければ陥没呼吸がさらに目立ってきますが、赤ちゃんの胸郭は柔らかいため、陥没呼吸が起きやすく、見た目でもわかりやすいという特徴があります。呼吸障害が進むにつれて、肋間の陥没や胸郭中央部や肋骨弓下の凹みが目立ってきますが、さらに呼吸状態が悪化すると胸と腹部の膨らみ方の位相が逆転するシーソー呼吸※となっていきます。

※ シーソー呼吸（奇異性呼吸）

　　自分でおなかに手を当てて腹式呼吸をやりながら考えてみましょう。正常新生児は腹式呼吸を行っているので、吸気時には胸部と腹部が同調して一緒に膨らみ、呼気時も一緒に平坦となります。シーソー呼吸では、吸気時に横隔膜を下方に下げて腹部が膨らんでも、換気不良が強いため胸郭は膨らまず、逆に引っ張り込まれて胸が凹み、呼気時にはそれが緩むため、腹部が平坦化して胸郭は逆に上がったように見えます（**図10**, **図11**）。ちょっと苦しいですが、これも声門を閉じた状態でおなかを膨らませる腹式呼吸をすれば、吸気のときに胸が引っ張られ、呼気の時に胸が緩む感覚を少し実感できるので、普通の腹式呼吸と交互に体験してみましょう！

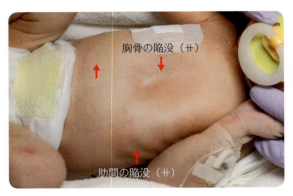

図10 シーソー呼吸の吸気
　　　胸骨と肋間は陥没し、上腹部が膨隆しています

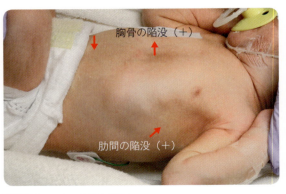

図11 シーソー呼吸の呼気
　　　胸骨と肋間の凹みは減って胸郭が膨らみ、膨らんでいた腹部は平坦化しています

　もう一つ注意しなければならない点は、「陥没呼吸が強くなると、呼吸数が少し減ってくる場合がある」ことです。両鼻を9割方つまむようにして多呼吸を再現してみてください。鏡で自分の胸郭を観察しながら陥没呼吸を体験してもらうとわかりやすいのですが、しっかり陥没呼吸をしようとすると呼吸回数を減らさざるをえません。つまり、赤ちゃんの呼吸状態を評価するときには、「呼吸数だけではなく、陥没呼吸の有無とその程度の評価」が重要な観察ポイントとなります。陥没呼吸が悪化するときには、肺の拡張不全や肺胞の虚脱が進んでいると予想されるため、酸素投与だけではなく、重症度に応じて nasal high flow、N-DPAP（nasal directional positive airway pressure）、挿管して人工呼吸器を用いた陽圧換気に切り替えていく必要があります。新生児では呼吸障害が遷延すると、肺出血を起こして急速に状態が悪化することもあるため、早めに介入していくことが大切です。

　多くの哺乳動物は敵に襲われたときにいつでも逃げられるように、立位のまま、もしくは腹臥位で寝ていますが、仰臥位よりも腹臥位の方が楽に呼吸ができるような構造となっていて、人間の体も同じことが言えます（表1）。呼吸障害や無呼吸発作があると NICU では腹臥位管理にすることも多いのですが、腹臥位をとっていると陥没呼吸が過小評価されやすくなるので注意が必要です。仰臥位だと胸骨が陥没するような呼吸に変化し始めれば、呼吸状態がかなり悪くなっていると判断できますが、腹臥位だと胸骨の陥没は見えません。腹臥位をとっているときには、側胸部の肋間の凹みの程度、吸気時の肩や体の動きにも注意を払います。思い切り走った後は息も切れぎれとなり、ハーハーと「肩で息をする」という表現もありますが、呼吸障害が進むと腹臥位をとっていても、肩や体幹が少し前後や上下に動くことがあるので、そんな時には少し側臥位や仰臥位をとって呼吸障害の程度を再評価してみてください。

　赤ちゃんが自覚している訳ではありませんが、呼吸筋や肋間筋の使い方によっては、胸骨の陥没が目立っていても、肋間の凹みが目立たないこともあります（図12）。これは、胸壁が軟らかい赤ちゃんだけに認められる現象で、漏斗胸と間違えないようにしましょう。バイタルサインや SpO_2 の変化、呼吸モニターの波形やその大きさの変化など総合的に見る習慣も必要です。首の正中下部、

表1 体位と呼吸

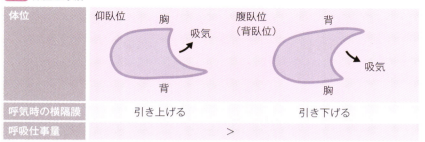

体位	仰臥位	腹臥位（背臥位）
呼気時の横隔膜	引き上げる	引き下げる
呼吸仕事量	>	

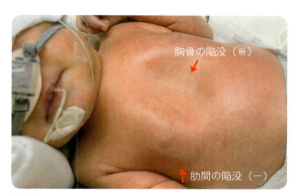

図12 胸骨の陥没が顕著でも、肋間の陥没が目立たないときもあります

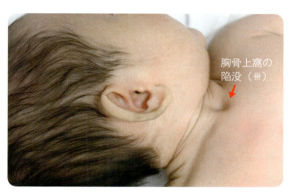

図13 胸骨上窩の陥没が目立ちます（吸気性喘鳴）

胸骨上端に人差し指を置いた状態で、声門を締めて息を強く吸ってみてください。吸気時の胸骨上端の凹みが触ってわかりますし、指を離せば目で見て凹みがわかります。吸気性喘鳴が起こるような喉頭軟化症や声門下狭窄など胸郭外の気道が狭窄・閉塞しやすい病態では、他の部位に比べると胸骨上窩の凹みが目立ちやすいことも覚えておきましょう（図13）。

呼吸障害があるときには胃カテは口から挿入を
知っていると Good! 役に立つミニ知識 2

　自分の片鼻を指で押さえながら60回／分の多呼吸をやってみましょう。次に鼻を押さえない多呼吸と比較してみてください。片鼻を押さえるだけで呼吸の苦しさは随分違ってきます。片鼻を押さえることは、鼻を広げる鼻翼呼吸と反対に気道を半分に狭めていることになるわけですが、呼吸障害のあるときに胃カテーテルを留置する場合は、口から挿入してあげた方が赤ちゃんにとっては優しい治療になることが実感できます。

引用・参考文献
1）田中太平. 肺液. Neonatal Care. 21(4), 2008, 331-8.
2）田中太平. "帝王切開分娩で生まれた児に起こりやすい合併症". 帝王切開バイブル. 村越毅編著. ペリネイタルケア新春増刊. 2018, 167-73.
3）田中太平. 出生直後の新生児の正しい見方　赤ちゃんがしっかり泣けるための基礎知識. 妊産婦と赤ちゃんケア. 1(1), 2009, 112-7.

第1章…出生直後の観察　ここがみきわめポイント

2 出生後、大きく変化するところを先に確認しておきましょう：新生児の生後5日間の変化

1 皮膚

みきわめ！　皮膚は日々変化しています：胎脂の行方

　お母さんのお腹の羊水の中では、在胎週数が進むにつれて皮脂など油分を含んだ皮膚からの分泌物が増えるため体表に胎脂としてたまっていきます。一方、肺液中に含まれるサーファクタントの分泌量も増えるため、羊水中に含まれるサーファクタントの量も増えていきます。正期（満期）近くになってくると羊水成分の8割が胎児尿、2割が肺液と考えられているので、せっけんのような界面活性作用を持つようになった羊水の影響で、胎脂は皮膚から徐々に剥がれていきます。胎脂は白色なので、剥離しはじめの羊水は白濁しますが、羊水の嚥下を繰り返すうちにだんだん透明になっていきます。このサーファクタントや胎脂の混じった羊水を嚥下することが、赤ちゃんの腸管にとっても重要ということも最近わかってきました[1]。という訳で、出生後の皮膚に付着した胎脂の量と羊水の白濁の程度を合わせて考えると、胎脂が剥がれたばかりなのか、剥がれてから日数が経過しているのか、満期に近い時期の肺の未熟性を類推することもできます。

　赤ちゃんは出生直前まで羊水という温水プールに入っていますが、出生後、体が濡れているとすぐに体が冷えてしまいますから、ラジアントウォーマーで温めながら羊水をすぐに拭き取ります。胎脂が付着しているときにはそれを拭い取るのではなく、押し拭きをすれば胎脂を残しながら胎脂中の水分だけを取り除くことができます。

　出生直後の皮膚は、風呂上がりのようにしっとりとした肌をしていますが、その後、皮膚は急速に乾燥しはじめます。ただ、乾燥肌の人とは異なり、新生児では皮膚の張りを保った状態を維持することができます。保湿剤など軟膏を塗るときには入浴後5分以内に塗布した方が効果的とされていますが、胎脂には抗菌作用がありますし、胎脂を天然の保湿剤と考えれば、拭い取ること自体がもったいない（？）という考えもできます。ただし、胎脂はコールドクリームとは違って、乾燥するとパサパサになって自然に剥がれ落ちていきます。

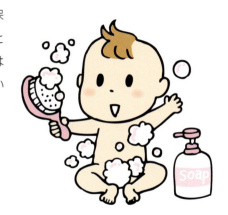

脇の下にも要注意　知っていると Good！　役に立つミニ知識 3

　1カ月健診で脇を広げて確認すると、胎脂のような垢や発赤を見つけることがよくあります（図14）。赤ちゃんは子宮の中で楽に過ごせるように屈筋優位となっています。そのため腕を上げにくく、お母さん・お父さんも脇を広げることをためらって洗わなかった結果……ということになりますが、出生後は汗疹の誘因となるので、洗い残しをしないようにアドバイスをしましょう。

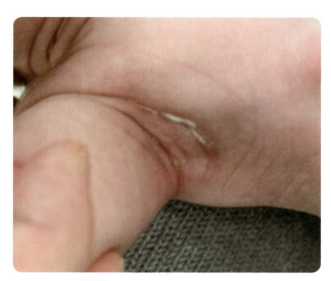

図14 腋窩の垢と汗疹（生後1カ月）

みきわめ！　スベスベの肌からガサガサの肌へ

　プールに長く浸かっていたり、長風呂をすると手掌や足底、特に指趾が厚ぼったくシワシワになってきます。体幹や四肢はふやけないのに四肢の先だけしわができるのは不思議な現象です。「指趾にしわができると水中でも足が滑りにくく、物もつかみやすくなるため」進化の結果という説があり[2]、一般的にもそれが信じられて TV でも紹介されています。一方、羊水にずっと浸かって成長してきた赤ちゃんですが、指先がシワシワになることはほとんどありません。「なんで？」と疑問に思った人はいませんか？

　まれに出生直後から指にしわができている赤ちゃんを見かけることもありますが、そういった赤ちゃんの指や手掌の皮膚はみな厚ぼったくゴワゴワしていて、角質がやや白っぽく膨化した感じになっています。このような変化は胎児水腫のように全身の浮腫に合併したものではなく、他の部位も含めて角質だけがふやけて少し厚ぼったくなっているような感じです。そんなときには出生後の皮膚剥離の進行が非常に早く、翌日には違和感のない普通の皮膚に戻るので病的意義はなさそうで

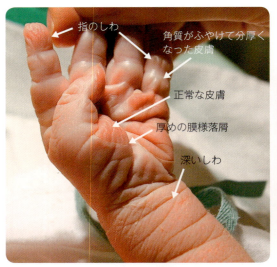

図15-1 ふやけた皮膚と膜様落屑（出生直後）
膜様落屑のある指の皮膚は分厚く、しわも認められます。手掌の皮膚も厚く膜様落屑があり、前腕には深いしわと薄い落屑を認めます。

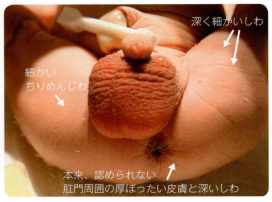

図15-2 ふやけた皮膚と深いしわ（出生直後）
皮膚（角質）に厚みがあるためしわが深く、水分が失われると急速に体表の細かなちりめんじわが目立ってきます。

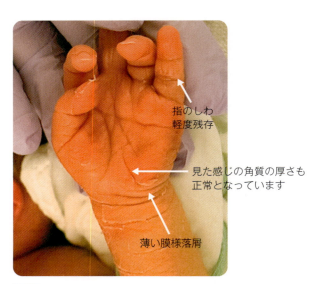

図16 通常の薄く細かい落屑に変化（日齢2）

す（**図15**, **図16**）。羊水の浸透圧が低いときに起きそうな現象ですが、今のところこの理由を追究した人はいません。でも、この写真を見る限り、「水中で物をつかみやすくするため指趾が進化してふやけるようになった」というのは後付けの理論で、走ったり、物をつかむために指趾の角質が他のところより厚くなっていることを考慮すると、「指趾は他の部位よりも角質が10倍厚いので、水を吸った結果としてふやけるのが目立つだけ」「成熟児のうち、角質が厚く発達した赤ちゃんだけがまれにふやけた皮膚になる」というのが私の個人的な見解です。

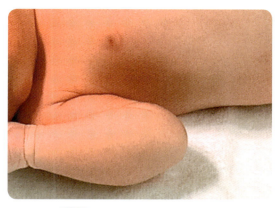
図17 しっとりした肌（出生直後）

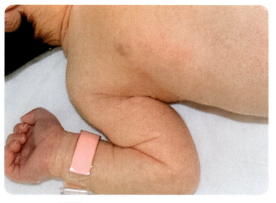
図18 落屑が出始めた肌（日齢2）

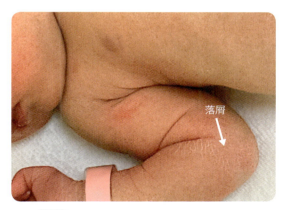
図19 落屑と黄疸が目立ってきた肌（日齢4）

　出生後、日齢とともに一番大きく変化するのは皮膚所見です。出生直後はスベスベだった肌が、生後数日経つとガサガサ、ボロボロした肌になってくることをよく見かけます。この生理的な皮膚剥離、落屑（角質の表層が剥離）は生後数日から始まり、胎児期の古い皮膚が世代交代をするかのように徐々に剥がれていきます。乾燥し、菲薄化して剥がれた皮膚のすぐ下には正常な皮膚がのぞいています（図17〜図19）。ちょうど海水浴に行った数日後、日焼けしてぼろぼろとめくれてくる皮膚と同じようなイメージです。

　これは、水中生活から乾燥した空気に触れるようになってきたための一過性の変化で、一皮めくれると後はしっとりした赤ちゃんらしい柔肌に戻っていきます。この生理的な落屑は角質の薄い早産児では目立たず、予定日超過の児では皮膚がより成熟しているため落屑が目立ち、しかも早く始まります。落屑は部位によっても異なり、足底では角質が厚いため、薄い膜様落屑になることもあります（図20）。四肢の落屑が目立っていても、通常、背部の落屑はあまり目立ちません（図21）。これは着衣と仰臥位によって背部の湿度が高くなっているため、保湿された結果と考えられます。最近では、生後1週間以内から保湿剤を使用するとアトピー性皮膚炎になりにくくなるというデータも出ていますし[3]、新生児期から保湿を積極的に考えた方がいいかもしれません。

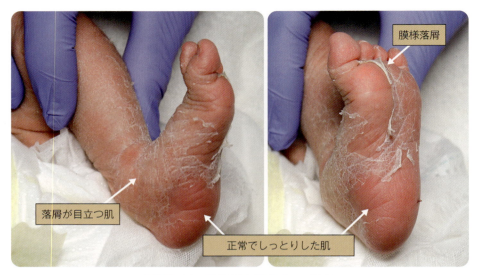

図20 足底の膜様落屑（過期産、日齢1）

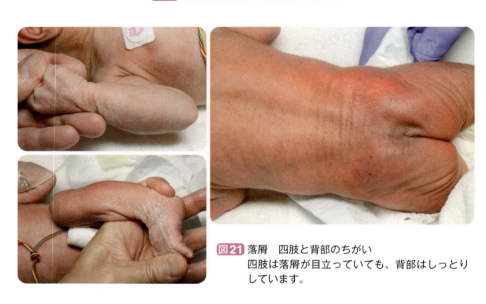

図21 落屑　四肢と背部のちがい
四肢は落屑が目立っていても、背部はしっとりしています。

2 黄疸

みきわめ！　TcBデータ、皮膚色、血清の色もチェックする

　肉眼でわかるような黄疸は生後24時間以後に出現してきますが、日齢3くらいまでは経皮ビリルビン濃度（TcB）測定を2～3回／日（少なくとも2回／日）実施することをお勧めしています。特に生後24時間以内ではビリルビン濃度の上昇速度が、早発黄疸の予測、早期発見にとって重要です。血清のTBの上昇速度が0.5mg/dL/hrを超えれば、生後24時間で交換輸血の適応基準12mg/dLに達します。これと同様にTcBが0.33mg/dL/hrを超えれば、生後24時間で採血し

て確認すべきTcB 8mg/dLに達するため[4]、ビリルビンの上昇速度を計算するようにしましょう。上昇速度が速ければ、早めに採血したり、早めに光線療法の導入を検討できます。血清中のビリルビンが皮膚に沈着するまでには時間がかかるため、ビリルビンが急増するような早発黄疸ではTcBの方が遅れて上昇することも覚えておきましょう。生後早期に限られていますが、ビリルビンが代謝されるとCOHbが上昇するので、COHb≧1.4%では溶血性黄疸が疑われ、COHb≧2.2%では交換輸血の必要性の指標になるという報告もあります[5]。血液ガスのデータを見るときにはCOHbも確認しましょう。

黄疸は通常、間接ビリルビンの上昇によるものなので明るい黄色（light yellow）ですが、緑がかった黄色や汚い感じの黄疸（dark yellow）になってくれば、直接ビリルビンが上昇しているサインなので肝機能検査も必要です（図22, 図23）。光線療法で皮膚色が青銅色のブロンズ色になることもあります（ブロンズベビー症候群、図24）皮膚色が変な色をしているときには血清の色を確認してみましょう！　血清も青みがかったブロンズ色に見えることがあります（図25）。

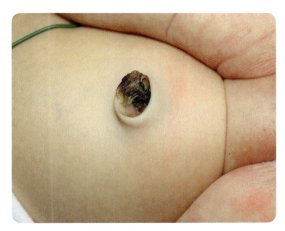

図22 正常新生児の黄疸（light yellow）

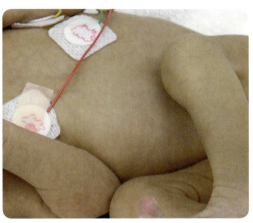

図23 閉塞性黄疸（先天性胆道閉鎖症）（dark yellow）

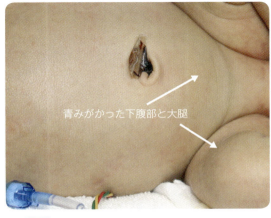

青みがかった下腹部と大腿

図24 光線療法後に生じたブロンズベビー症候群

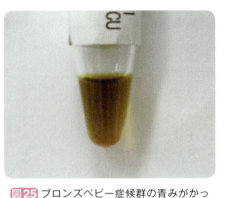

図25 ブロンズベビー症候群の青みがかった血清

3 胎　便：便の変化

みきわめ！　情報満載の色とにおいに注目！

　胎便はネバッとした軟らかさで緑黒色をしていますが、正期産（満期産）の10％は子宮内で胎便を排泄して羊水混濁となってしまいます。羊水混濁を起こしても、子宮内で苦しくなって深呼吸をしない限り胎便吸引症候群にはなりませんが、42週を過ぎると腸管はより成熟し、排便反射もしっかりしてくるため、30％で羊水混濁をきたします[6]。逆に在胎週数が早い児では消化管が未熟で便が出にくいため、胎便を出してしまう頻度はぐっと減ります。

　胃結腸反射が発達すれば、胃に物が入ると反射的に腸蠕動が促進されて排便が促されます。食後にお手洗いに行きたくなるのもこの反射の影響です。よく考えてみると、羊水を飲んでいるにもかかわらず、40週も排便を我慢していること自体が驚異的なことです。満期になれば力んだだけで排便してしまうこともあるでしょうし、胎児機能不全で苦しくなってくればなおさら失禁してしまいます。

　羊水混濁があれば色とにおいを確認してください。胎便を排泄したばかりの羊水は胎便の色を反映して淡緑色から緑色ですが、日数を経ると緑色から黄緑色、さらには黄色へと羊水の色は変化します。胎便がどんな味か味見をしていないのでよくわかりませんが、おいしくはなさそうです。混濁した羊水を胎児はしぶしぶ飲んでいるはずなので、その過程で胎便の色が変わっていくのではないかと推測されます。中には、子宮内で気持ち悪くなって吐いてしまう赤ちゃんもいるかもしれません。高度の羊水混濁で臍帯潰瘍をきたしたという報告があり、胎便の影響と結論づけられていますが[7]、胎便混じりの羊水だけでは1週間たっても臍帯の色素沈着しか起こらなかったので（未発表）、子宮内で嘔吐を反復したことによる胃酸の影響と推測されました。羊水混濁が起きると数時間で臍帯や胎盤が染まりはじめるため、緑色の羊水混濁がひどくても、臍帯や胎盤が染まっていなければ分娩直前に排便したと判断できます。羊水の色、臍帯や胎盤の染まった色とその程度で、胎便の排泄時期をある程度推定できるので、記録や写真を残しておくことも有用です。

　胎便は無菌的でそれほどにおいませんし、羊水混濁があっても悪臭を伴うことはありません。もし、悪臭を認めれば、感染がらみで状態が悪くなって排便した可能性が高くなります。ちなみに羊

チェックバルブって何？

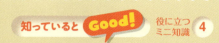

知っているとGood! 役に立つミニ知識 4

　チェックバルブというのは、流体が一方向のみに流れて、他方向に流れるのを阻止するバルブで逆止弁とも呼ばれます。灯油をくみ出すための手動ポンプも逆止弁です。吸い込んだ胎便が気管支にへばりついて半閉鎖状態になっていると、吸気時には気管支も広がって肺に空気が入りますが、呼気時には気管支が狭くなるため胎便で塞がれて空気が出ることができず、エアトラップされて肺が過膨張となるため、見た目でも胸が前方に膨らんだ状態となります。

水混濁で呼吸障害を認めるときには胸郭の形を見てください。前胸部が突出した形で陥没呼吸をしていれば、胎便吸引症候群の可能性が高くなります。

　胎便を見るときには、硬さ、色、においに注意してください。胎便が水様性となったり、硬い便になることは通常ありません。水様性になれば、クロール吸収不全や感染性の下痢を考えます（図26）。悪臭を伴えば、ほぼ腸炎と断定してもいいでしょう。Small-for-gestational age（SGA）の児では、胎便中のアルブミン含有量が増えるため硬くなり、胎便の排泄障害が起きれば胎便関連性イレウスとなります（図27）。日本ではまれですが、嚢胞性線維症では胎便が硬くなってイレウスを起こすこともあるので、SGAでもないのに胎便関連性イレウスになったときには嚢胞性線維症を否定しておかなければなりません。

　胎便の色が初めから白かったり、途中から白くなったときには小腸閉鎖が疑われます（図28）。胎便の色は正常で、黄色顆粒便となる頃から白っぽくなってくれば先天性胆道閉鎖症が疑われます。便の色は白っぽくなりますが、尿の黄色は逆に濃くなるので尿色の濃さも参考となります（図29）。母子健康手帳の便色カード3以下は要精査ですが、退院後、記入漏れとならないよう、ご家族には

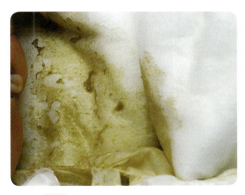

図26 粘液混じりの水様性の下痢便

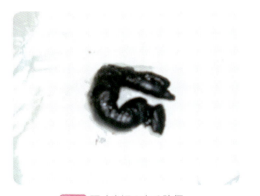

図27 硬く光沢のある胎便
（胎便関連性イレウス）

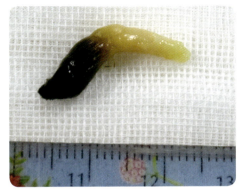

図28 途中から白色となった胎便
（小腸閉鎖）

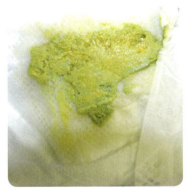

図29 黄色～緑白色の便と濃い黄色の尿
（先天性胆道閉鎖症）

その意義も含めてきちんと説明をしておきましょう。

　消化管出血が起きると便の色が赤っぽくなりますが（図30）、血性羊水を飲み込んでも赤色が混じります。出生直後の胃内容物はpHの高い羊水が主体なので血液は赤いままで胃を通過していきます。生後数時間で胃液の分泌が亢進して急速にpHが下がるため、それ以後に起こった胃出血では、赤黒い色〜コーヒー残渣様となります。新生児・乳児消化管アレルギー（新生児・乳児食物蛋白誘発胃腸症）でも血便が出るので、血便を見たときにはミルクの種類も確認しましょう（図31）。母乳栄養児では点状の出血を少量認めることもありますが、血便の量が多かったり、持続するときにはビタミンK欠乏性出血症との鑑別も必要となります。

　ミルクや母乳を飲みはじめると緑黒色の胎便に黄色が混じって移行便に、最終的には黄色の顆粒便となります。成熟児（正期産児）では生後24時間以内に自力で排便できますが、排便までにそれ以上の時間を要したときにはヒルシュスプルング病を念頭に入れておかなければなりません。また先天性甲状腺機能低下症では、便の排泄障害によって腹満が出やすくなることもあります。

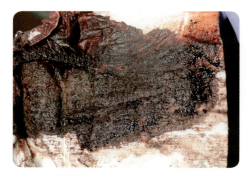

図30 赤黒い血便
（上部消化管の大量出血）

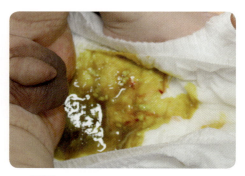

図31 水様粘液便に混じった線状の血便
（新生児・乳児消化管アレルギー）

引用・参考文献

1) 西島浩二ほか．超低出生体重児の消化管機能の成熟に向けた治療戦略：肺サーファクタントと胎脂を用いた動物実験．日本肺サーファクタント・界面医学会雑誌．45，2014，16-27．
2) Kareklas, K. et al. Water-induced finger wrinkles improve handling of wet objects. Biol. Lett. 2013 Jan 8；9(2)：20120999．
3) Horimukai, K. et al. Application of moisturizer to neonates prevents development of atopic dermatitis. J. Allergy Clin. Immunol. 134, 2014, 824-30.
4) Kuboi, T. et al. Hour-specific nomogram for transcutaneous bilirubin in Japanese neonates. Pediatr Int. 55, 2013, 608-11.
5) 森沢猛ほか．新生児血液型不適合溶血性黄疸におけるCOHbの検討．日本未熟児新生児学会雑誌．24，2012，285-9．
6) 田中太平．"胎便吸引症候群（MAS）"．新生児の代表的疾患と病態生理マスターブック．大木茂編．Neonatal Care春季増刊．2017．36-40．
7) 宮原友里ほか．消化管閉鎖を合併せず臍帯潰瘍を生じ，胎児機能不全を来した一例．現代産婦人科．64（2），2015．365-70．

第2章…部位別の正常と異常 ここがみきわめポイント

1 全身の観察

それでは診察を始めましょう

★ 全身の観察と観察の順序

みきわめ！ 呼吸と循環が安定したら…まず、全身を見てから局所を観察しましょう

　呼吸と循環状態が落ち着けば、全身の診察から始めましょう。日齢のたった赤ちゃんを見るときにもいえることですが、まず、赤ちゃんの全身をざっと見て、元気かどうか、調子が悪そうか否か、第一印象を「パッと見」で判断することがとても大切です。赤ちゃんの表情、全身の皮膚色、呼吸状態、チアノーゼの有無、肢位、筋緊張を再度確認し、外表奇形の有無についてさっと見ます。全身を見渡した後は、頭側から尾側、中心部から末梢に向かって局所の診察を行います。診察の流れと方向を決めておけば、診察漏れを防ぐこともできます（図1）。

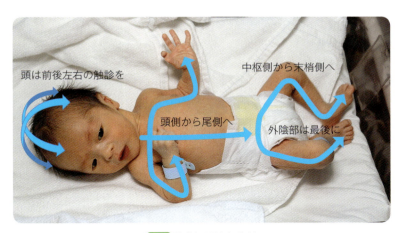

図1 診察には流れあり

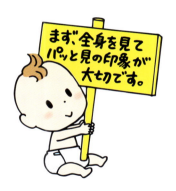

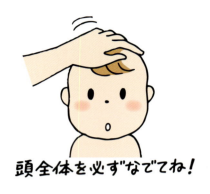

　啼泣すると大泉門の緊満度を評価しにくくなるため、局所の診察は大泉門から始めます。まず、大泉門の大きさ、緊満感、膨隆の有無をチェックした後、頭部全体を必ずなでて触診してください。特に矢状縫合をはじめとする全縫合の離開の有無の確認は重要です。骨重積、頭蓋の変形（産瘤、頭血腫、帽状腱膜下出血、頭蓋骨骨折、頭蓋骨早期癒合症）、頭蓋骨の薄さ（頭蓋癆）は頭をなでることで診断できます。次に頭髪の欠損、脂腺母斑、血管腫など頭部の異常について視診で確認します。その後は、「顔面→耳介→頸部→胸部→腹部→四肢」、最後に汚れやすい鼠径部・外陰部・肛門・精巣について診察した後、神経学的検査を行います（図1）。局所の診察では、視診と聴診だけでなく、触診からも重要な情報が得られます。腹部は触診してから聴診すると腸蠕動が刺激によって促進されるため、腹部については「視診→聴診→触診」と診察する順番が決まっています。

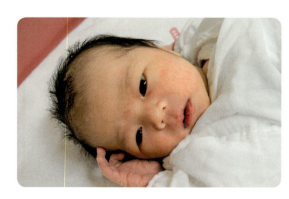

ほっと一息

第2章…部位別の正常と異常 ここがみきわめポイント

2 頭部の正常と異常

1 大泉門・小泉門と骨縫合

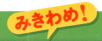

頭は必ずなでて確認！

　狭い産道を変形しながら通過するために頭蓋骨はまだ癒合していません。前頭骨と頭頂骨で囲まれた菱形の隙間が大泉門、後頭骨と頭頂骨で囲まれた小さな三角形の隙間が小泉門と呼ばれています。大泉門の大きさは縦と横ではなく、菱形の辺と辺の距離で表します（図2）。メジャーもしくは指の幅で大泉門の大きさを測った後、大泉門をごく軽く押さえて緊満感を、頭蓋骨の丸みに沿ってなでて大泉門の膨隆の有無を確認します。新生児期には脳出血や硬膜下血腫があっても骨縫合が離開して減圧されるため、大泉門の緊満感は感じられても、膨隆はわかりにくくなっています。そのため、必ず頭をなでて全縫合の離開の有無、頭部の変形の有無を確認しましょう。なお、ヘッドアップにすると減圧されてしまうので、大泉門の膨隆や緊満感を評価するときには、原則としてベッドを水平状態にして診察します。

　矢状縫合は0.5横指くらい開くこともありますが、ラムダ縫合（後ろから見ると「λ＝ラムダ」の字に類似）や鱗状縫合（横から見ると魚の鱗の形）は頭蓋内圧が上昇しない限り離開しません。これらの縫合離開を認めれば精査が必要です。後頭骨が児頭の圧迫によって頭頂骨の下に潜り込み、ラムダ縫合に段差ができる骨重積を起こすことはよくありますが、その後、ラムダ縫合が離開してくるようなら中等度以上の硬膜下出血や小脳出血が疑われます。図3は全縫合が大きく離開していたため、頭蓋骨の3Dと頭部MRIを撮影して、小脳出血と硬膜下出血と診断できました。縫合が離開しているおかげで減圧されて症状は軽く、発達良好で後遺症も残りませんでした（表情はp.30写真）。

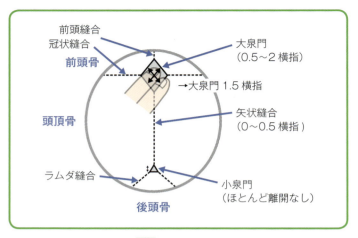

図2 泉門と骨縫合

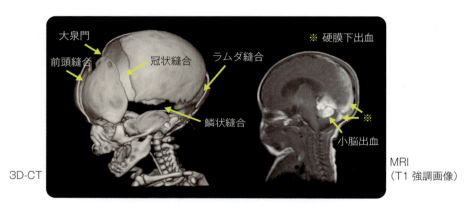

図3 縫合離開が目立つ場合には要精査（小脳出血と硬膜下出血）
触診で、大泉門と全縫合が大きく離開している異常に気づきました。

2 帽状腱膜下血腫・頭血腫

みきわめ！ タプンタプン波動…帽状腱膜下血腫？ 頭血腫？

　頭部の表面が部分的に膨隆している場合、産瘤、頭血腫、帽状腱膜下血腫が考えられますが、触診が重要な鑑別方法となります。産瘤は先進部の皮下浮腫なので硬いコブのように触れます。帽状腱膜は頭に帽子をかぶったような硬い組織で、その直下に出血すると（帽状腱膜下血腫）途中で遮る組織がないため広がりやすく、触るとタプンタプンとした感触（波動を触れる）となるため、軟らかい膨隆が縫合を超えてくれば危険信号です。帽状腱膜下血腫は貧血が急速に進んでDICやショックとなったり、死亡例も報告されているので、急速に拡大するときにはNICUでの管理が必須です。3kgの児では全血量240mLです。10%失血では輸液を考慮するので、頭の膨らみ分

をシリンジに置き換えて考えると、10mL シリンジ 2 本分くらい膨らんでくれば危険サインと覚えましょう。50mL を超えると出血性ショックのハイリスクと考えます。帽状腱膜下血腫では、出生翌日以後には出血の一部が皮下を移動して眼瞼、側頭部、頸部に黄染や暗赤色の紫斑として明らかになることもよくあります（図4）。

頭血腫は頭蓋骨表面に密着している骨膜下の出血なので、限局化したぷっくりした膨隆で緊満感があり、骨縫合を超えることはありません。ただ、出血量が多くなると帽状腱膜下血腫ほどではないにせよ、少しタプンタプンした感触となるため帽状腱膜下血腫と鑑別が難しくなったり、両者が合併していることもあります（図4）。頭血腫では骨膜が頭蓋骨に密着しているため広がりにくく、隆起した辺縁が比較的わかりやすいことも特徴の一つです。

分娩停止のため緊急帝王切開で出生した赤ちゃんに大きな緊満感のある頭血腫を認めましたが、実は恥骨に当たって頭蓋骨骨折を起こし、硬膜外出血も合併していたという事例を経験したことがあります。幸い、大泉門や縫合離開による減圧によって無症状で、発達予後も良好でした（図5）。

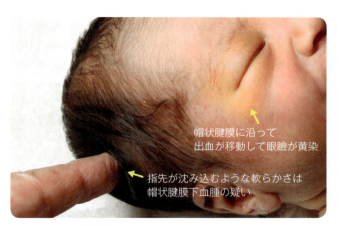

図4 帽状腱膜下出血と頭血腫の合併

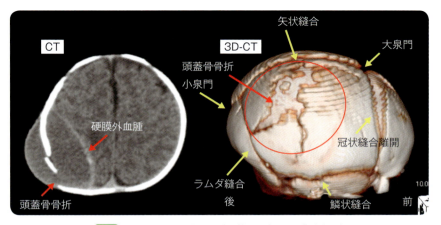

図5 見た目は頭血腫のみ（頭蓋骨骨折＋硬膜外出血）

3 頭蓋骨早期癒合症、その他の先天性疾患

みきわめ！ 後頭部のくぼみ、頭の大きさにも注意

　自分の後頭部を上から下までなでてみてください。丸みを感じると思います。絶壁頭の人もいるかもしれませんが後頭部をなでたとき、下 1/3 くらいの所に出っ張り（後頭結節）があるはずです。後頭結節の下方には小脳が納まっているため丸くなっていて、通常凹みを感じることはないはずです。この部分に凹みを感じるときにはラムダ縫合の頭蓋骨早期癒合症が疑われますので、頭蓋骨のXP や 3D-CT の撮影をお勧めします。

　日齢 4 で==後頭部に凹みを感じた==ので頭部 MRI を撮影したところ、小脳虫部の先がわずかに尖っているだけで合併奇形もなかったので経過観察としてしまいました（図6, 図7）。4 カ月の時点でも触診上後頭部の凹みが変わらず、相対的に後頭部の厚みが薄く、大泉門が 2.5 横指だったので（図8）、MRI を撮影したところ、小脳が脊柱管内に下垂して==小脳ヘルニア（後天性 Chiari 奇形）==を起こし、無症状でしたが顕著な水頭症となっていました（図9）。頭蓋骨の 3D-CT では、両側のラムダ縫合の==頭蓋骨早期癒合症==と後頭部の頭蓋骨の菲薄化や==指圧痕==が確認されました（図10）。

悩むときはバランスの確認をしてみよう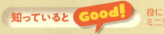

　体重、身長、頭囲のバランスの確認は、母子健康手帳の後ろにある発育曲線を利用すると便利です。もう少し詳細に知りたければ、インターネットで「新生児　頭囲　SD」と入力して検索すると、日本小児内分泌学会の在胎週数別に標準偏差（SD）の計算ソフトを無料でダウンロードできます。
　http://jspe.umin.jp/medical/keisan.html
　身長・頭囲は測定誤差が出やすいので、発育曲線から外れていたり、バランスが悪ければ計測値が間違っていないか、再度測定をし直しましょう。

落陽現象
眼球が沈む夕陽のように下がって見えます

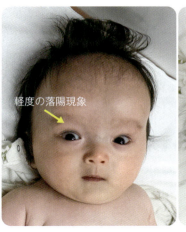
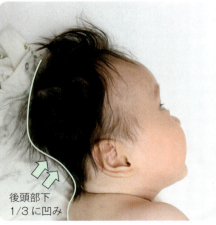

図6 後頭部に凹みを感じれば要精査（日齢 4）
後頭部をなでると、上半分が丸いにもかかわらず、下 1/3 が凹んでいたので違和感を感じました。時に軽度の落陽現象も認めました。

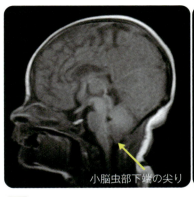
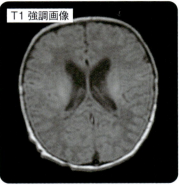

図7 後頭部に凹みを感じたケースの頭部 MRI（日齢 4）
この時点では、水頭症は見られませんでした。小脳虫部の下端がわずかに下方に尖っていましたが、キアリ奇形の定義には入りませんでした。

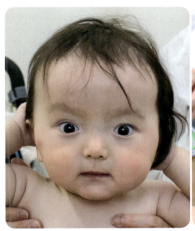
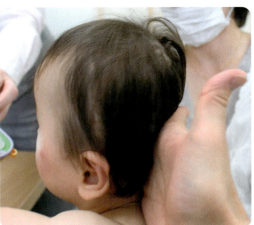

図8 後頭部に凹みを感じたケースのその後（生後 4 カ月）
後頭部の下半分の発育が悪く、触ると凹みが目立ちます。
落陽現象は消失して定頸し、よく笑ってもくれましたが……。

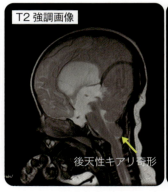
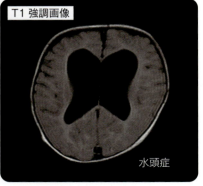

図9 頭蓋骨早期癒合症（生後4カ月、頭部MRI）
小脳が脊柱管内に下垂し、小脳ヘルニア（後天性キアリ奇形）を起こして、水頭症も合併していました。

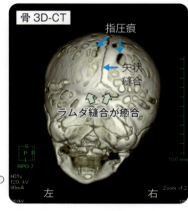
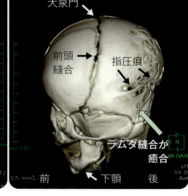

図10 頭蓋骨早期癒合症（生後4カ月）
ラムダ縫合（⬆）が癒合し、後頭部の成長が抑制されたため、後頭部の下1/3の厚みが薄く凹んでいます。指圧痕（⬆⬆）も散在しています。

　ラムダ縫合が早期に癒合するとその部分（後頭蓋窩）の頭蓋骨が伸びないため、小脳が大きくなるにつれて後頭蓋窩に納まりきらなくなり、治療が後手に回ると小脳ヘルニアや水頭症を合併します。頭を見るときは、大泉門だけでなく、縫合離開や頭部の変形を意識しながら頭全体を触ってなでる習慣を身につけましょう。なお、頭蓋骨を触って、頭頂部から後頸部付近に限局して骨がペコペコと薄ければ頭蓋癆（妊娠中のビタミンD不足が誘因[1]）と考えます。25ヒドロキシビタミンDを測定できるようになったので調べてみると、母児ともにビタミンD欠乏症と診断される頻度が増えている印象を受けます。

　小頭症は発達遅延のハイリスクとなるので、TORCH症候群や染色体異常など基礎疾患があると考えて、眼科も含めた精査が必要です。ダウン症候群でも1.6～10%に白内障を合併しますし[2,3]、白内障の手術を要することもあるので、前眼部病変も含めた検査を必ず行いましょう（図11）。頭

囲が正常範囲の下限であっても、身長とのバランスからみて頭囲が相対的に小さい場合にも要注意です。生後3週以内に限定されていますが、2018年から尿中サイトメガロウイルス（PCR）を保険診療で検査できるようになり、難聴など症候性の先天性サイトメガロウイルス感染症に対して生後早期からのバルガンシクロビルによる治療効果について検討されはじめました。巨頭症を認めたとき、家族でも他に頭が大きい人がいれば家族性巨頭症が疑われますが、目尻が下がり気味（眼瞼裂斜下）で前額部が突出しているときには発達遅延を合併しやすいSotos症候群のハイリスクです（図12）。

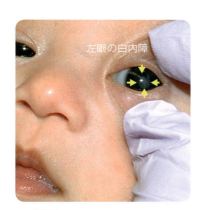

図11 白内障（ダウン症候群）

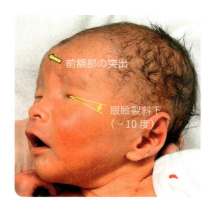

図12 前額部の突出（ソトス症候群）

引用・参考文献
1) Yorifuji, J. et al. Craniotabes in normal newborns : The earliest subclinical vitamin D deficiency. J. Clin. Endocrin. Metab. 93, 2008, 1784-8.
2) Haargaard, B., Fledelius, HC. Down's syndrome and early cataract. Br. J. Ophthalmol. 90, 2006, 1024-7.
3) 富田香ほか．ダウン症候群の小児304例の眼所見．日本眼科学会雑誌．117，2013，749-60.

第2章…部位別の正常と異常　ここがみきわめポイント

3　顔面の正常と異常

1　耳介低位・眼間開離

みきわめ！ 顔のバランスを意識して見ましょう

　まず、目鼻口の大きさ、それぞれの位置関係やバランスに異常がないか確認しましょう。自分の頭の後ろをもう一度なでてみてください。後頭部のやや下方の出っ張りが後頭結節です。後頭結節と目尻の外側（外眼角）を結んだ線上に耳介付着部の上端があれば正常です。このラインよりも耳介の付着部上端が下にあれば耳介低位と考えます[1]（図13）。内眼角の距離（a）と外眼角の距離（b）の比をとってa／b＞0.38だと眼間開離と定義されます（図14）。眼瞼裂の角度の正常値は－5度～15度で、眼瞼裂斜下（＜－5度）、眼瞼裂斜上（＞15度）、小眼球症、眼瞼下垂、小顎症、啼泣したときの口の形の左右差（asymmetrical crying facies；ACF）、耳の大きさの左右差（小耳症）など、顔のバランスを意識すると異常に気づきやすくなります。

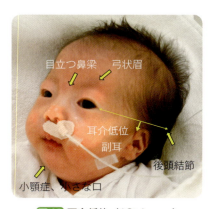

図13　耳介低位（18trisomy）

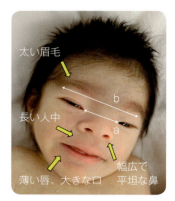

図14　眼間開離（9p-症候群）
a／b＝0.45＞0.38

ACFでは下口唇を下に引っ張ることができないため啼泣時に患側の口角が下げられず、口の形がいびつになりますが、原因としては、先天性顔面神経麻痺と口角下制筋低形成・無形成が代表的な疾患として挙げられます（その他の疾患としては、22q11.2欠失症候群、分娩外傷、Goldenhar症候群、Poland奇形、Möbius症候群、キアリ奇形などもあります）。ともに心奇形を10%合併するので、ACFを見つければ心エコー検査は必須です（表1、図15）。ごくまれな疾患ですが、先天性顎関節脱臼でも軽度のACFを認めました。筋の動きは良好で、しわの動きにも左右差はありませんでしたが、開口させると下顎がずれて斜めになっていました（図16）。

表1 啼泣時の口の形と注意する疾患

啼泣時の所見	口角下制筋低形成／無形成	先天性顔面神経麻痺
1）口唇	患側の下口唇が薄い	左右差なし
2）鼻唇溝	左右差なく深い	患側が浅い
3）表情筋、目の周りのしわ	左右差なし	患側の動きが乏しく、しわが浅い
4）眉間や前額部のしわ	左右差なく深い	患側が浅い
5）閉眼	強く閉眼できる	患側の閉眼する力が弱い

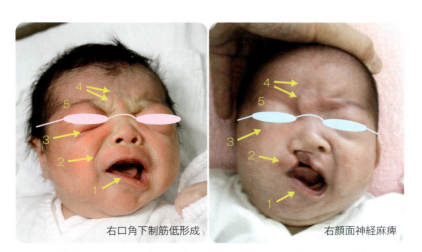

右口角下制筋低形成　　　　右顔面神経麻痺

図15 啼泣時の口のゆがみ（asymmetrical crying facies；ACF）

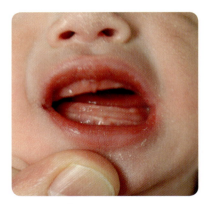

図16 先天性顎関節脱臼

　舌が厚ぼったく口からいつも出ていれば、巨舌を疑います（図17）。巨舌をきたす疾患としては、11番染色体の11p15.5領域に異常を認めるBeckwith-Wiedemann症候群を疑います（図18）。巨大児、巨舌を認めれば、下肢長の左右差、臍・臍帯ヘルニア、耳介の線状溝や耳介の裏まで見てください。この疾患ではWilms腫瘍や肝芽腫などの悪性腫瘍の合併率が5〜20％と高いため、8歳まで定期的に腹部エコー検査を行うことが推奨されています。巨舌があれば、甲状腺機能低下症、他の染色体異常や奇形症候群、糖原病などとも鑑別が必要ですが、発達についても長期フォローアップが必要です[2]。小顎症のため舌が大きく見えることもありますが、超低出生体重児で子宮外発育不全に陥ると、軟部組織の方が骨に比べると発育が早いため、発育過程で一過性に相対的な巨舌に見えることもあります。

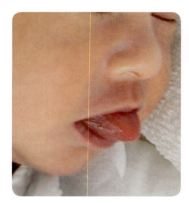

図17 巨舌

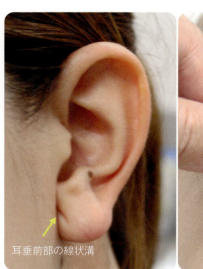
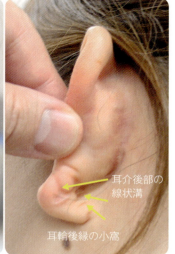

図18 耳介の線状溝・小窩（ベックウィズ・ウィーデマン症候群、成人）

通常は「小鼻の幅＜口の幅」ですが、小鼻の幅と同等もしくはそれよりも小さいと小さな口と考えます（図19）。筋緊張低下、色白、小さな口（狭い口）でこけし様顔貌を呈していればPrader-Willi症候群を考えます。その他、アーモンド様の眼、外性器低形成、停留精巣、不均衡に小さな手、口角下垂、顔の幅が狭く前後に長いという特徴もあります（図20）。

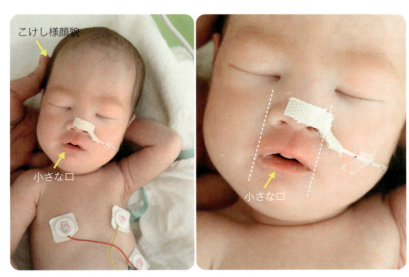

図19 小さな口・こけし様顔貌・色白（プラダー・ウィリ症候群）

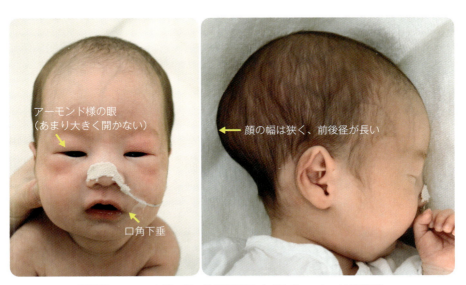

図20 アーモンド様の眼・筋緊張低下（プラダー・ウィリ症候群）

小顎症は呼吸障害や哺乳障害を来すPierre Robin sequence（ピエール・ロバン・シークエンス）やStickler症候群が有名ですが、小顎症と診断するのは主観的な判断によります。図21の赤ちゃんは正面から見ても顎が少し小さいと感じますが、斜めや側面から見ると上顎に比べて下顎が後退して小さいということがよくわかります。先に述べたように、イメージは見る方向によって随分変わってきますので、いろいろな方向から観察してみましょう。

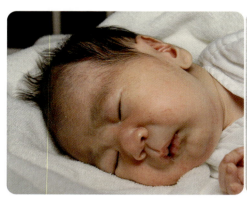 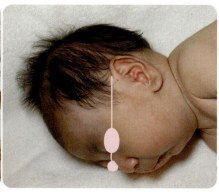

図21 小顎症
ライトの当て方、見方によって小顎症のイメージも変わってきます。
見た感じの下顎の大きさは「正面＞側面」

2 口蓋裂

みきわめ！ 鼻からミルクは要注意

哺乳中に鼻からミルクが出てきたり、鼻の奥からズコズコと湿った感じの音が聞こえるときには、必ず咽頭を見てください。これはミルクが鼻腔に逆流する鼻咽頭逆流症※を意味するので、口唇裂を合併していない軟口蓋裂、粘膜下口蓋裂、鼻咽腔閉鎖機能不全の可能性も考えます。なお、生後2週間から2カ月頃までに認められる乾いた感じの鼻閉は生理的なものです。哺乳中の息継ぎでは吸気の流速が早くなるので乾いた感じでブヒブヒと聞こえることもあります。これは、羊水につかった水中生活から乾燥した空気にさらされるためで、一過性の適応過程と考えられます。

口蓋垂に細い割れ目のある口蓋垂裂は2％に認められますが多くは無症状です。啼泣すると咽頭に力が入って口蓋垂が挙上してわかりにくくなるので、啼泣させないように喉を見るか、咽頭の緊張が緩む吸気時の瞬間を利用しましょう。アイコンタクトを取って診察者が口を開けながら喉を見ると、模倣反応で新生児もつられて開口します。口蓋垂裂が目立つときには指を口の中に入れて上顎を触診します。自分の上顎も触ってみましょう。手前2／3までは硬く触れますが、骨があるので硬口蓋、奥1／3は骨がないので軟口蓋です。派手に2つに分かれてV字型になっている口蓋垂裂、泣いたときに軟口蓋の正中に縦の溝ができるとき、軟口蓋の奥の正中部に透明帯が認められる

とき、硬口蓋後縁を触ってV字型の切れ目を触れるときには粘膜下口蓋裂、鼻咽腔閉鎖機能不全のハイリスクです（図22）。言葉を出せるようになったときに、声が鼻へぬけるような開鼻声になることもあるので、哺乳中に鼻からミルクが出たり、派手な二分口蓋垂があるときには鼻咽腔閉鎖機能不全について、口蓋裂の手術を行っている口腔外科などに相談しましょう。

※ 鼻咽頭逆流：鼻咽頭逆流は正常な新生児や生後3カ月までの乳児に認められることもあります。咽頭部の収縮と輪状咽頭筋の弛緩のタイミングがずれる嚥下協調障害により、下咽頭に達した液体が鼻咽腔に逆流したり、呼吸の際に気管内に流入したりする現象です。

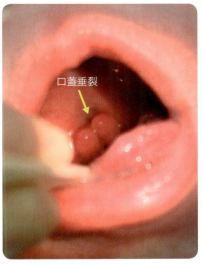

図22-1 粘膜下口蓋裂（啼泣中）
二分した口蓋垂が突出しています。

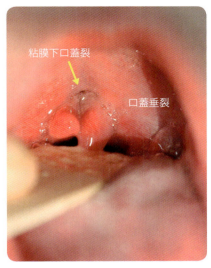

図22-2 粘膜下口蓋裂（吸気時）
力が抜けて見やすくなりました。

3 小耳症・埋没耳

みきわめ！ 耳の大きさと形もよく見ましょう！

　耳介は前述した耳介低位の有無、耳全体の大きさと形、左右差を見ます。耳介の大きさに左右差があるときには、外耳道閉鎖の有無をよく見てください。外耳道が閉鎖していたので、改めて見ると耳介の大きさや形に少し左右差があることに気づきました（図23）。胎児期の鰓が変化して耳介、頬、顎が形成されるため、小耳症が顕著な鰓弓症候群ではACFとなったり、患側の顎が小さくなるときもあります（図24）。

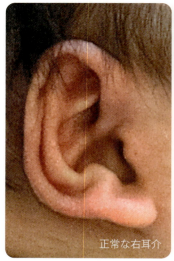
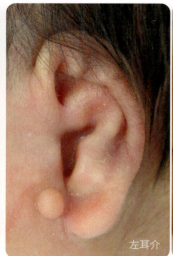
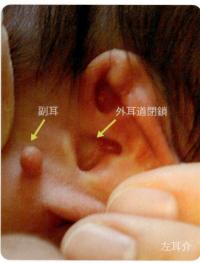

図23 外耳道閉鎖を伴った小耳症と副耳
　　　はじめ小耳症には気づかず、副耳だけのように見えましたが、耳介を引っ張ってよく見ると、外耳道閉鎖を見つけました。改めて見ると左耳介が小さく形態異常を伴っていました。

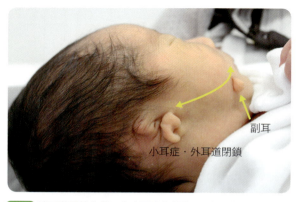

図24 外耳道閉鎖を伴った小耳症と頬部の副耳（鰓弓症候群）
　　　胎児期の鰓弓のラインに沿った異常です。

耳介上部がめり込んで見える埋没耳は、耳を引っ張り出せるか確認してください。引っ張り出せて、生後3カ月以内に矯正治療を開始すればほぼ矯正できます。通常は外科治療を要しませんが、埋没が重度な場合や矯正開始が1歳以後にずれ込んだときには、軟骨が硬くなっているため手術が必要となります。埋没耳があれば早めに形成外科や耳鼻科の受診を勧めましょう（図25）。

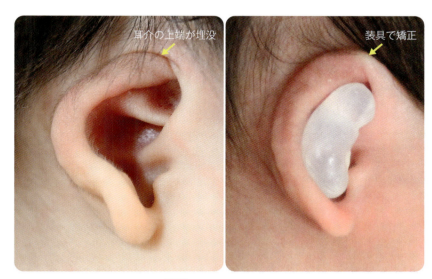

図25 埋没耳と矯正装具

引用・参考文献
1）三川信之，佐藤兼重．耳介の形の異常：おもに副耳について．ちょっと気になる症候のみかた考えかた 2011. 小児内科．43, 2011, 1778-80.
2）Prada, CE. et al. Genetic causes of macroglossia : diagnostic approach. Pediatrics. 129, 2012, e431-7.

第2章…部位別の正常と異常 ここがみきわめポイント

4 顔や頭の皮膚所見のいろいろ

みきわめ！ 正常のバリエーションか異常な所見か？

　ここでちょっと顔や頭について、正常のバリエーションと異常な所見とを比較しながらご紹介しましょう。まずは顔面の発赤の代表としてサーモンパッチから（図26）。20～30％の新生児に認められますが、場所が一番の鑑別ポイントです。出生時から認められ、前額部正中もしくは眼瞼、時に鼻の頭や鼻の下に限定されること、前額部では炎の形やV字型になることが多く、色はぼんやりした赤色（淡紅色＝鮭の身の色）で辺縁がやや不鮮明になることが特徴的な所見です。サーモンパッチは静脈の拡張によるもので、多くは1歳までに自然消退しますが、赤色が濃いと残ることがあるので、1歳を過ぎても明瞭に残っていればレーザー治療を検討します。後頭部から項の正中に発赤が認められればウンナ母斑（図27）と呼びます。自然消退が半分くらいと少ないものの髪の毛で隠れるため、通常は治療対象とはしません。

　鑑別が必要になるのは毛細血管奇形（旧名：単純性血管腫、図28）ですが、サーモンパッチよりも赤味が強く（鮮紅色、ポートワイン＝赤葡萄酒色）、片側性に認められることが多く、辺縁が比較的明瞭な点が鑑別ポイントです。顔面の大きな毛細血管奇形、特に三叉神経支配の第1枝（V_1）と第2枝（V_2）にかかるような分布（図29）、上眼瞼（V_1）と下眼瞼（V_2）にかかるときには、脈絡膜血管腫による緑内障や脳軟膜血管腫を合併するスタージ・ウェーバー症候群について精査が必要です[1]。なお、毛細血管奇形は自然消退しないので、レーザー治療が推奨されます。

　乳児血管腫（旧名：苺状血管腫）は出生直後には認められず、生後数日から数カ月頃になってから出現してきます。初めは皮膚が蒼白な楕円形を呈し、その中に点状の発赤が見られるようになります（図30）。点状の発赤が急速に数を増しながら癒合し、さらに隆起してきますが、少なくとも

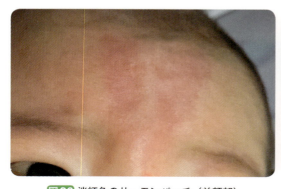

図26 淡紅色のサーモンパッチ（前額部）

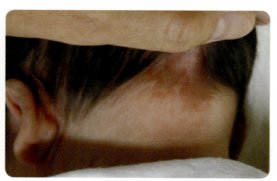

図27 ウンナ母斑（後頭部）

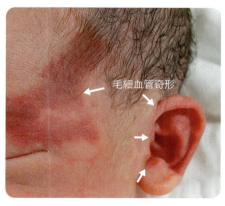

図28 鮮紅色で辺縁明瞭な毛細血管奇形

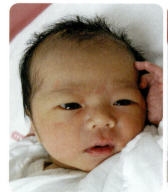
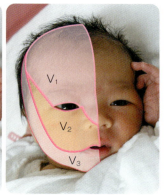

図29 三叉神経の支配領域
三叉神経第1枝（V₁）、第2枝（V₂）、第3枝（V₃）

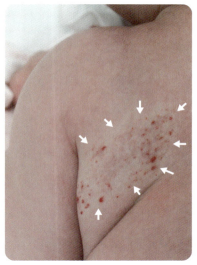

図30 出現したばかりの乳児血管腫
（左上背部）
楕円形の蒼白な皮膚の中に点状の血管腫が散在しています。これがやがて大きくなって癒合し隆起します。

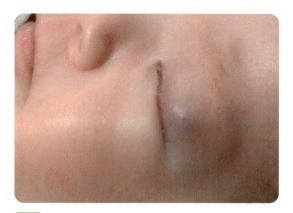

図31 乳児血管腫（皮下型）
ステロイドとプロプラノロール内服で治療を行いました。

蒼白な部分はいずれ血管腫となっていきます。苺のような色で盛り上がる腫瘤型、皮下で血管腫が増殖するため皮膚が盛り上がる皮下型（図31）、比較的平坦な局面型（図32）に分類され、生後6〜12カ月頃には増殖が止まって退縮に向かいます。乳児血管腫は、増殖とともに表皮が伸展されて薄くなるため鮮紅色に見えます。そのため外力には弱く、外陰部、口唇、耳介、鼻、関節など擦過しやすい場所、皮膚が伸展される場所ではびらんや潰瘍ができやすくなるため注意が必要です。図32は下口唇に出現した局面型の乳児血管腫ですが、出現後間もなく難治性潰瘍となりました[2]。

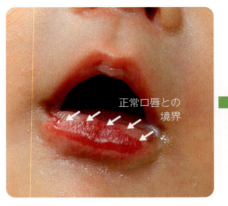

図32-1 下口唇の乳児血管腫（局面型）

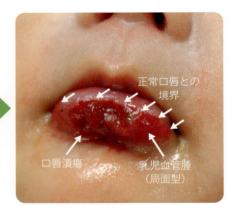

図32-2 難治性の口唇潰瘍を合併した乳児血管腫

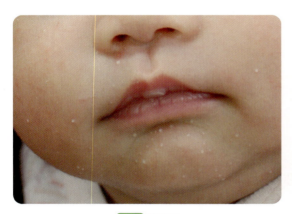

図33 稗粒腫

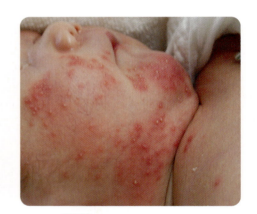

図34 新生児痤瘡と顔面湿疹

　顔面の乳児血管腫は治癒しても皮膚の萎縮などを残しやすいため、プロプラノロールの内服やレーザー治療など積極的に治療を行います。
　まばらな形を取ることも多いのですが、特にその範囲が5cm以上の大きな乳児血管腫を顔面に認めるときには PHACES 症候群（フェイス症候群、p.50参照）を考えて、眼科診察や頭部 MRI・MRA 検査、心エコーなどの検査を行わなければなりません。顔面の乳児血管腫の20%に PHACES 症候群を合併するという報告もあります[3]。
　顔面に認められる小さな白色丘疹は上皮成分のケラチンなどが貯留してできる稗粒腫で（図33）、数週間で自然消退します。あまり知られていませんが、後述するように乳腺や外陰部に出ることもあります。生後2週間から2カ月にかけては、頬部を中心として体幹上部にかけてニキビ（新生児痤瘡、図34）ができやすくなります。これは生後2カ月から4カ月にかけて思春期近くの値までテストステロンが上昇するため、皮脂腺の分泌が亢進して認められる現象ですが、精巣から分泌されるテストステロンの影響で男児の方がニキビはひどくなりやすく、基本的には洗顔で対応します。

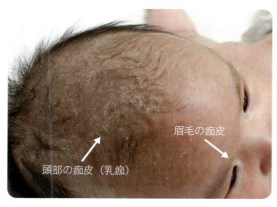

図35 脂漏性湿疹

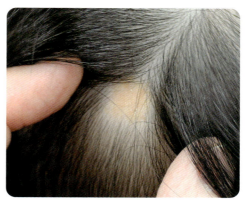

図36 脂腺母斑

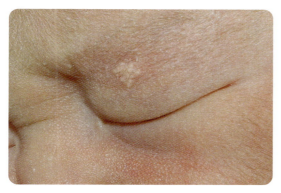

図37 脂腺母斑（左上眼瞼）

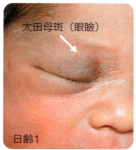
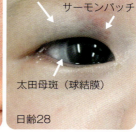

図38 太田母斑とサーモンパッチ

　皮脂腺の分泌亢進に伴って、眉毛や被髪部に黄色っぽい痂皮（脂漏性湿疹、図35）を認めることもよくありますが、これらも処置は洗顔や洗髪が基本となります。必要に応じて、ベビーオイルや保湿剤などで痂皮を軟化させると取れやすくなります。

　頭部に脱毛を認めれば脂腺母斑が疑われます。脱毛部位に限局して皮膚表面が少しでこぼこして黄色がかって見えます（図36）。被髪部に認められることが多いのですが、顔面や耳介に認められることもあります（図37）。二次性腫瘍や癌化することもあるため１歳前後での切除が推奨されていましたが、現在は癌化する頻度は少ないため経過観察とし、思春期までは整容的な観点から、それ以後は二次性腫瘍の合併の観点から手術適応が考えられるようになってきました。なお、脂腺母斑が大きかったり、多発性の場合は線状脂腺母斑症候群として、発達遅延やてんかん、眼の異常や骨病変を合併することもあります。

　眼瞼が青紫に見えるときには帽状腱膜下血腫に続発する紫斑だけでなく、まれですが新生児期発症の太田母斑も鑑別として考えます。図38は右眼瞼にサーモンパッチと太田母斑を合併していたため、あたかも分娩時の皮下出血様にも見えますが、球結膜にも青色斑があったため出生時の皮下出血ではないと判断できました。

皮膚病変と三叉神経

知っていると Good! 役に立つミニ知識 6

　顔面の皮膚病変は三叉神経の分布に沿って出現することがよくあるので、その分布に注意しましょう。三叉神経第1枝（V_1）は眼よりも上、第2枝（V_2）は口元まで、第3枝（V_3）は口元から下と支配領域が決まっています（p.47、図29）。毛細血管奇形、乳児血管腫にかかわらず、V_1〜V_3に大きな病変が認められる場合は、皮膚だけでなくその深部にある組織にも血管奇形や血管腫を合併することがあるため、眼科や頭部MRIなどの精査が必要です。三叉神経第3枝（V_3）、顎髭ができる範囲に大きな乳児血管腫ができると、気道にも血管腫ができることがありますが、あまり知られていません[4]。顔面に大きな血管腫や血管奇形がある赤ちゃんに哺乳障害や喘鳴などが認められたときには早急に精査治療を行わなければなりませんので、ご家族にも注意してもらうように伝えておきましょう。

PHACES症候群

知っていると Good! 役に立つミニ知識 7

P：posterior fossa anomaly　後頭蓋窩の先天奇形
H：(large) hemangioma of the face and neck　顔面・頸部の血管腫
A：arterial anomaly　脳血管の異常
C：coarctation of the aorta, cardiac anomaly　心奇形
E：eye anomaly　眼球の異常
S：sternal cleft　胸骨分離、臍上皮膚線条

引用・参考文献

1) Tallman, B. et al. Location of port-wine stains and the likelihood of ophthalmic and/or central nervous system complications. Pediatrics. 87, 1991, 323-7.
2) 田中太平. 皮膚. 周産期医学. 48, 2018, 977-81.
3) Metry, D. et al. Consensus Statement on Diagnostic Criteria for PHACE Syndrome. Pediatrics. 124(5), 2009, 1447-56.
4) Orlow, SJ. et al. Increased risk of symptomatic hemangiomas of the airway in association with cutaneoushemangiomas in a "beard" distribution. J. Pediatr. 131, 1997, 643-6.

第2章…部位別の正常と異常 ここがみきわめポイント

5 身体の皮膚所見のいろいろ

1 ハレキン現象、網状皮斑、新生児中毒性紅斑

みきわめ！ こんな所見は経過観察：体の皮膚の発赤

　出生後間もないときは「白ちゃん」になりやすいという話をしましたが（p.13参照）、交感神経・副交感神経の左右のアンバランスが生じると、血管の拡張と収縮に左右差が起きて道化師のように半身が赤く半身が白くなる（ハレキン現象、図39）こともあります。ハレキン現象には病的意義はなく一過性で間もなく改善します。この赤ちゃんの皮膚色の左右差も30分で消失しました。

　時に網目状の発疹（網状皮斑）を認めることがありますが、一過性の血管運動神経反射の未熟性によるものと考えられ、病的な意義はなく自然に消退します（図40）。網状皮斑と鑑別を要する先天性血管拡張性大理石様皮斑では、色調が異なり、皮斑部分に凹凸や硬結を認めるため、触診で触って確かめることも重要です（図41-1）。5歳になった時点では機能的には問題ありませんでしたが、患側の左側の皮膚が薄いため皮膚の色調に差を認め、皮静脈の拡張が目立ち、下腿はやや細くて体毛は薄く、5mmの脚長差も認められました（図41-2）。

　生後数日以内に、30～40％の赤ちゃんには全身に散在する紅斑が出現してきます。この新生児中毒性紅斑（図42-1～図42-4）は鮮紅色の紅斑で、辺縁の境界はやや不明瞭、中央部に白黄色の丘疹～膿疱が認められれば診断は確実です。その程度とパターンにはさまざまなバリエーションがありますが、1～2週間で自然消退していきます。新生児中毒性紅斑は好酸球が皮下に浸潤してく

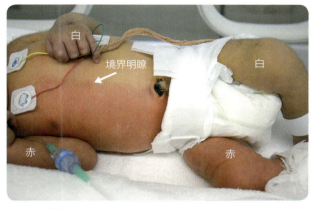

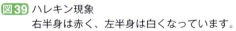

図39 ハレキン現象
　　　右半身は赤く、左半身は白くなっています。

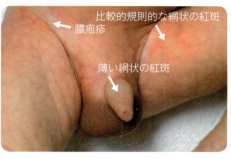

図40 網状皮斑

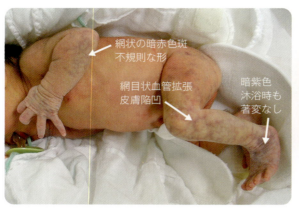

図41-1 先天性血管拡張性大理石様皮斑

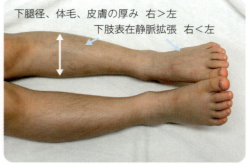

図41-2 先天性血管拡張性大理石様皮斑（5歳）

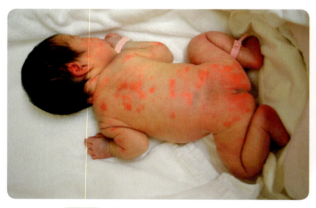

図42-1 新生児中毒性紅斑
紅斑のみ（体幹中心）
紅斑の癒合傾向（±）
発疹の中央部に白黄色丘疹（±）

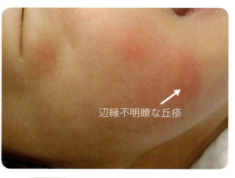

図42-2 新生児中毒性紅斑（右顔面）

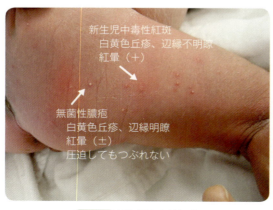

図42-3 新生児中毒性紅斑

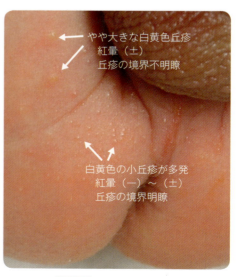

図42-4 新生児中毒性紅斑

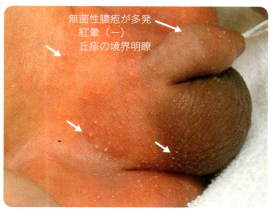

図42-5 新生児中毒性紅斑（無菌性膿疱が主体）

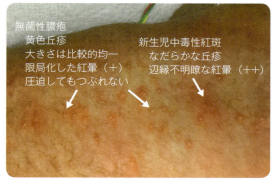

図42-6 新生児中毒性紅斑（背部）

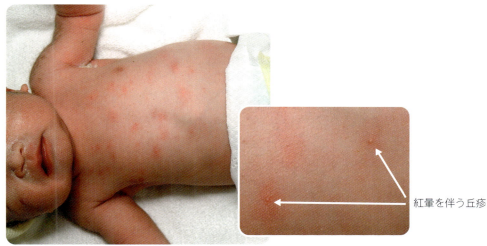

図43 出生直後から認められた新生児中毒性紅斑（日齢2で消退）

るために起きる現象ですが、好酸球が表皮内に浸潤すると<mark>無菌性膿疱</mark>となります（図42-5、図42-6）。無菌性膿疱は大きさがほぼ均一で、0.5〜1.5mmと小さく、表皮がしっかりしているため<mark>こすってもつぶれません。簡単につぶれて膿が出るときには</mark>、黄色ブドウ球菌などによる<mark>感染性の膿疱</mark>と考えられます。好酸球の浸潤度によって紅斑と無菌性膿疱が混在することもよくあります。まれですが、出生直後から新生児中毒性紅斑を認めることもあります（図43）。この赤ちゃんは通常よりも早く日齢2で紅斑が消失しました。なお新生児中毒性紅斑は手掌や足底には出ないため、もし手掌や足底に紅斑や発疹を認めれば、手足口病やランゲルハンス細胞組織球症など他の疾患が疑われます。

　好酸球が皮下に広く浸潤するだけなら発赤のみの新生児中毒性紅斑となり、一部の好酸球が紅斑の中央の皮下に集まってくると、皮膚を持ち上げる形になるため辺縁がなだらかな白黄色の丘疹を呈し、表皮に集中して好酸球が浸潤すると無菌性膿疱となります。紅斑が大きくても白黄色の丘疹は必ず紅斑の中央部にできますし、無菌性膿疱では好酸球が表皮内に集中して皮下でのサイトカイ

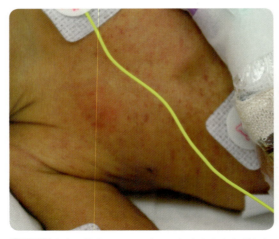
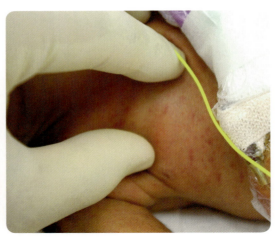

図44-1 全身に散在している赤みは紅斑か出血かどちらでしょうか？

図44-2 指で押し広げても消えない赤みは、点状出血や出血斑（リステリア敗血症によるDIC）

ンの値が低くなるせいか、膿疱周囲の発赤（紅暈）は欠如、もしくは、あっても限局化する（限られたところにできる）という特徴を認めます。陰茎や陰嚢では皮膚が厚いため紅斑は目立たず無菌性膿疱が主体となりますが、出生直後から白色もしくは白黄色の丘疹が認められれば、顔面に出現する稗粒腫と同じものと考えられます（図33、p.48）。好酸球がなぜ遊走してくるのか、浸潤の度合いになぜ差が生じるのか、その理由については不明です。生後間もない時期から積極的に保湿剤を使用すると、新生児中毒性紅斑が生じにくくなるという報告もあるため、落屑が起きて皮膚のバリアーが弱くなったときに生じる、皮膚からの一過性の抗原刺激が誘因となっているのかもしれません[1]。

　発赤と出血はしっかりと区別する必要はあります。出生直後に顔面のうっ血や出血を認めることはありますが、体全体に皮下出血や点状出血が散在するときには、血小板減少症や凝固機能障害も考えておかなければなりません。図44 は先天性リステリア感染症による敗血症で出生時からDIC（播種性血管内凝固）になっていました。紅斑や血管腫と出血斑の鑑別は指先で皮膚を押し広げれば鑑別できます。出血斑や点状出血では赤味が変化しませんが、血管の増生や血管の拡張による発赤では圧迫すると赤味は消退します。

2 乳腺肥大、副乳、adnexal polyp

みきわめ！ こんな所見は経過観察：乳腺周囲のちょっとした所見

　新生児は胎内での女性ホルモンの影響を受けて乳腺肥大（図45）を認めることが多く、乳腺をつまむと乳汁（魔乳）が分泌されることもありますが、ホルモン値が下がるにしたがって乳腺腫大は軽快します。腋窩から乳頭上を通過し鼠径部に至る乳腺堤上に発生する過剰な乳腺が副乳（図46）

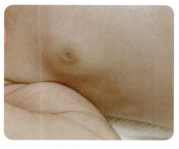
図45 乳腺肥大

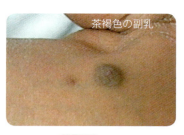
図46-1 副乳

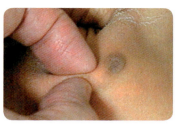
図46-2 副乳
副乳はつまんでしこり（乳腺組織）の有無をチェック

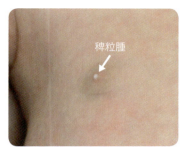
図47 白色の乳頭（稗粒腫）

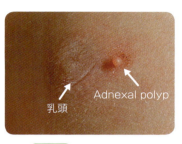
図48-1 Adnexal polyp

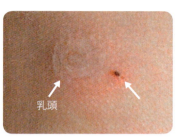
図48-2 Adnexal polyp（自然脱落）

で、それ以外の場所に乳腺組織を認めるときには異所性乳腺と呼ばれます。出生後間もない時期は乳腺肥大がわかりやすいので、膨らみの有無が見た目だけでもわかりますが、副乳の形がしっかり見えるときにはつまんで乳腺組織の有無を確認してください。女児の場合、乳腺組織のしこりを認めれば、思春期に副乳が腫大してくる可能性があります。稗粒腫のため乳頭が白く見えたり（図47）、乳頭のすぐそばに小さなadnexal polyp（図48）を認めることもありますが、自然に脱落していきます。

3 多毛・色素沈着

みきわめ！ こんな所見は大丈夫：ただ他に合併症のあるときや程度の強いときは注意

　出生時は産毛が濃い多毛の赤ちゃんもいますが、徐々に薄くなっていきます。染色体異常などに合併して多毛になることもありますが、多毛以外に合併症がなければまず心配はいりません（図49）。産道を通過するとき、体に胎脂がついていたり（潤滑油様）、肩や前額部の産毛が濃いと（ローラー様）、摩擦係数が小さくなって滑りが良くなるため、出生にとっては合目的的と考えられます[2]。

　陰嚢が真っ黒に色素沈着を起こすことがあります（図50）。胎盤由来のステロイドの影響とされていますが、出生後は陰嚢の色素沈着も改善していきます。一般的な色素沈着の強さは「陰嚢＞乳

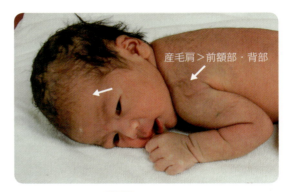

図49 新生児多毛

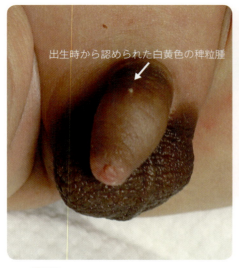

図50 陰茎・陰嚢の色素沈着と稗粒腫

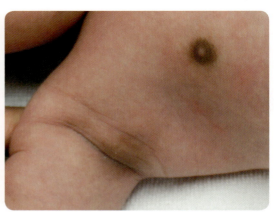

図51 腋窩・乳頭の色素沈着

頭＞腋窩」ですが、両親の皮膚色の影響を受けて正常でも頸部や腋窩まで色素沈着を認めることもあります（図51）。ただ、色素沈着が出生後に急速に進んだり、全身の色素沈着の程度が強いときには先天性副腎過形成を鑑別疾患として考えて早急に対処したほうがいいでしょう。副腎皮質ホルモンの合成障害があると副腎皮質刺激ホルモンが著増し、それに伴って色素沈着を起こします。

4 伝染性膿痂疹、SSSS、NTED、先天性表皮水疱症、新生児ヘルペス

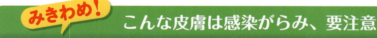

みきわめ！ こんな皮膚は感染がらみ、要注意

　一方、黄色ブドウ球菌をはじめとする感染性の膿疱では、表皮が炎症で菲薄化しているためこすれば簡単に破れますし、膿の貯留が増えると膿疱自体が大きくなることもよくあります。新生児中

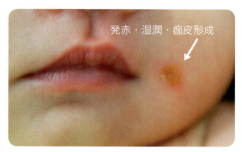

図52 伝染性膿痂疹

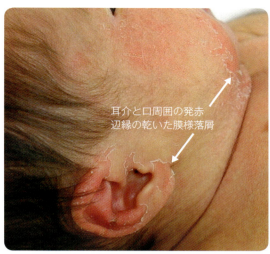

図53-1 ブドウ球菌性熱傷様皮膚症候群（SSSS）

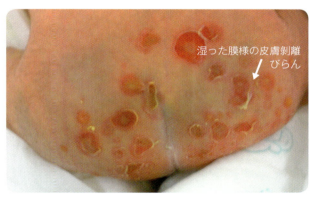

図53-2 ブドウ球菌性熱傷様皮膚症候群（SSSS）
ニコルスキー現象

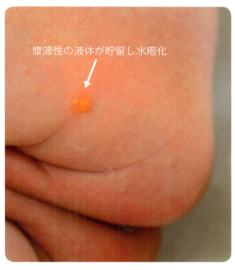

図53-3 ブドウ球菌性熱傷様皮膚症候群（SSSS）
の初期

毒性紅斑の無菌性膿疱と迷ったときにはこすって膿疱がつぶれるか否か確認すること、それが鑑別ポイントです。湿潤に痂皮を伴えば伝染性膿痂疹（図52）、熱傷のような水疱やびらん、皮膚剥離を認めればブドウ球菌性熱傷様皮膚症候群（staphylococcal scalded skin syndrome：SSSS、図53-1）と診断します。SSSSでは黄色ブドウ球菌が産生する表皮剥脱毒素の影響で表皮が剥がれてびらんになってきますが、一見、健常そうな皮膚でもこするとめくれてくることがあります（ニコルスキー現象、図53-2）。SSSSの始まりでは表皮が浮いてそこに漿液が貯留した水疱から始まり（図53-3）、この水疱が大きくなって自壊すればびらん状となっていきます。好中球が遊走して膿として溜まれば膿疱疹となります（図54-1）。新生児痤瘡は生後2週〜2カ月頃までに出現しま

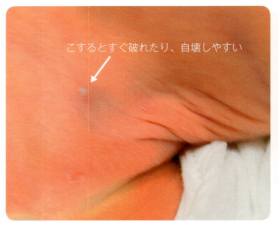

こするとすぐ破れたり、自壊しやすい

図54-1 頸部の膿疱疹

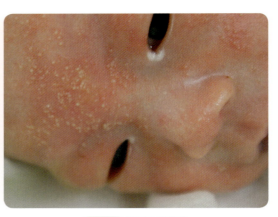

図54-2 顔面の膿疱疹

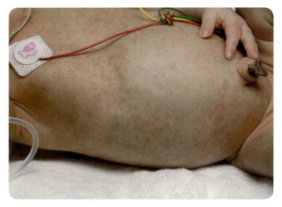

図55 MRSAによる新生児TSS様発疹症（NTED）
ブロンズベビー症候群を合併しているため、
皮膚色は青銅色に見えます。

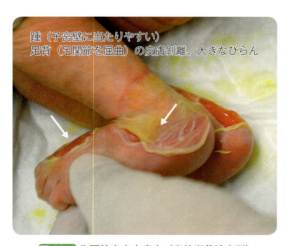

踵（子宮壁に当たりやすい）
足背（足関節を屈曲）の皮膚剥離、大きなびらん

図56-1 先天性表皮水疱症（劣性栄養障害型）

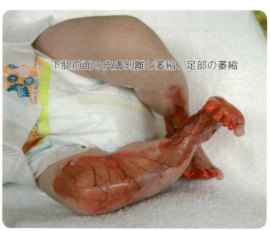

下腿前面の皮膚剥離と萎縮、足部の萎縮

図56-2 先天性表皮水疱症（接合部型）

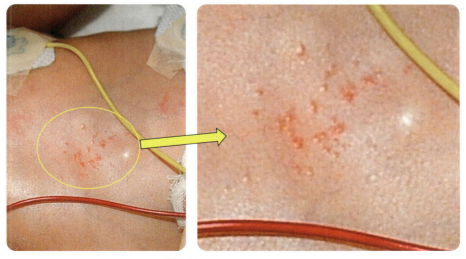

図57-1 先天性カンジダ感染症

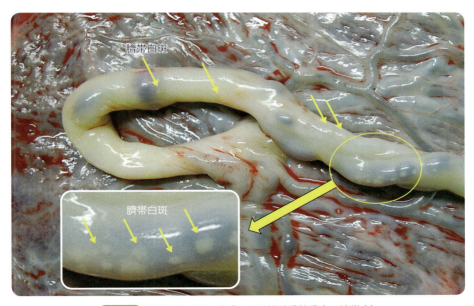

図57-2 臍帯白斑（カンジダによる絨毛膜羊膜炎、臍帯炎）

すが、そこに黄色ブドウ球菌が感染すると膿疱が多発することもあります（図54-2）。

MRSA（メチシリン耐性黄色ブドウ球菌）の毒素（スーパー抗原）によって発症する新生児TSS様発疹症（neonatal TSS-like exanthematous disease：NTED、図55）は不定形の発疹ですが、中心部に丘疹を伴った紅斑になることはありません。成熟児のNTEDではMRSAによる臍炎が誘因になることがよくあるため、臍の発赤の有無を確認しましょう。

皮膚剥離を起こした赤ちゃんに遭遇したときには、鑑別疾患として先天性表皮水疱症も考えます。先天性表皮水疱症では子宮壁に当たりやすい四肢末梢の皮膚が剥がれやすく、出生後も皮膚剥離や

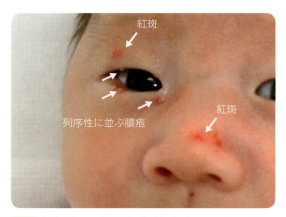

図58 新生児ヘルペス感染症（皮膚型→2日後に脳炎に移行）[3]

びらんが進行していきます（図56）。出生直後から赤い小さな丘疹が集属性に認められるときには先天性カンジダ感染症（図57-1）を考えて、臍帯白斑（図57-2）の有無を確認します。母子感染に伴うウイルス性発疹症もありますが、集属性の丘疹になることはありません。図57の赤ちゃんの前胸部に集属性の赤い丘疹を認めたため、全身性カンジダ感染症を疑って、産科に行って臍帯を確認したところ、臍帯白斑を見つけました。視診だけでカンジダによる先天性肺炎と診断し、出生直後から抗真菌薬を使用し、奏効しました。

眼瞼周囲に列序性の膿疱疹、発赤を認めれば黄色ブドウ球菌による膿疱疹も鑑別に挙げなければなりませんが、新生児ヘルペス感染症（皮膚型）を考えて元気であっても即入院が必要です。図58の赤ちゃんは生後1週間から眼瞼周囲に膿疱が列序性に出現し、生後3週間で初診となりました。同時期に母親の乳房には湿疹ができていましたが、皮膚科では黄色ブドウ球菌の感染症として抗菌薬の軟膏が処方され、外来受診時にはすでに治癒していました。肝臓がわずかに大きめだったほか、全身所見や血液所見などにも異常を認めませんでした。水疱ならば単純ヘルペスと考えて治療をすぐに開始したのですが、膿疱疹ということと眼科で処方された抗菌薬の点眼で軽快傾向にあると聞いたため、黄色ブドウ球菌と単純ヘルペスの両者の可能性を考えつつ外来で培養結果を待ってしまいました。外来受診2日後に発熱したため入院となり、追加の検査とアシクロビルも含めた治療を開始しましたが、入院後間もなく左半身痙攣が出現しました。母親が乳房ヘルペスに罹患し、それがうつって皮膚型の新生児ヘルペスとなり、右三叉神経を経てヘルペス脳炎となってしまった症例でした[3]。皮膚型のうちに入院してアシクロビルの点滴治療を開始していれば、脳炎への進展を防ぐことができたはずの悔やまれる症例です。新生児期の単純ヘルペスウイルス感染症は皮膚型であっても疑えば、検査後、すぐにアシクロビルの点滴治療を開始しなければなりません。

5 皮膚割線に沿って発生する皮膚の異常

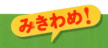 身体には「目に見えないシマシマがある」って知ってますか？

　体には皮膚割線（Blaschko 線、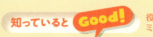図59-1）という目には見えないラインが存在し、それに沿って皮膚の異常が多発するときには、神経系など他の組織にも異常を合併する神経皮膚症候群（旧名：母斑症）が疑われます。胎児期には外胚葉から神経や皮膚が形成されるため両者に異常が出やすいわけですが、基礎疾患によっては後に骨や腎臓（中胚葉）など他の臓器に異常が出現することもあります。皮膚割線に沿って広範囲にわたる病変を認めれば、全身のチェックをしながら、発達も含めた長期的なフォローアップが必要です。

皮膚割線って変なシマ？　知っていると Good! 役に立つミニ知識 ⑧

　屍体を千枚通しで突いたとき、本来丸くなるはずの小孔が横に広がる裂隙となり、それが部位によって規則的な走行性を示すことから、皮膚を割ったときの線、皮膚割線という概念ができました。指紋や掌紋があるように、皮膚の深部でも弾性線維や膠原線維が身体の部位によって決まった方向に走行しているため起きる現象で、胎生期に皮膚が分化していくその拡張方向に沿って皮膚割線のラインが生じると考えられています。体幹は横縞、四肢は縦縞になっているので違和感がありますが、これを四つばい姿勢になってみるとその方向が一定ということに気づきました（図59-2）。この点について、一般的には指摘されていませんが、人間の祖先も昔に四足歩行をしていた……という名残かもしれません。

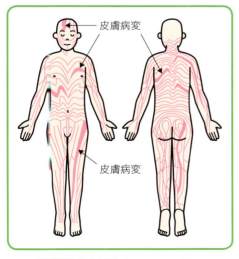

図59-1 皮膚割線（Blaschko 線）
（文献4より引用一部改変）

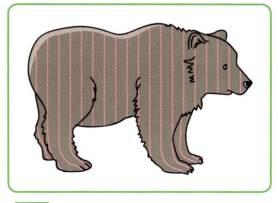

図59-2 皮膚割線
四つばいになれば皮膚割線は同じ方向になります。

6 母斑

みきわめ！ 身体にできるいろいろな「あざ」、その並び方にも注意

1 茶あざ

　神経皮膚症候群の代表的な疾患が神経線維腫症（Recklinghausen病）で、5mm以上の扁平母斑（カフェオレ斑、茶色のあざ）を6個以上認めるときに疑われます[5]。新生児期にはカフェオレ斑しか認められませんが、年齢とともにその数も随伴症状も増えていきます。扁平母斑としての形は辺縁が滑らかな円形〜楕円形を呈することが多く、皮膚割線に沿って分布することもよくあります（図60）。合併症のない扁平母斑は、個数も少なく、いびつで不規則な形をした茶色のあざですが、大きくて辺縁がリアス式海岸のように複雑で入り組んだ地図状の形をしているときには、McCune-Albright症候群も鑑別として考えます。新生児期に大きな扁平母斑、肝機能障害、胆汁うっ滞を認め、後に性器出血や陰毛の発毛といった思春期早発症で気づかれることもあります[6]。

2 白あざ

　5mm以上の木の葉様白斑を3個以上認めたり、紙吹雪様の多発性小白斑を認めるときには結節性硬化症が疑われます[7]。新生児期には心臓の横紋筋腫を合併することが多いので、皮膚割線に沿った白斑を3個以上認めれば、必ず心エコー検査を行いましょう。皮膚割線に沿った線状もしくは

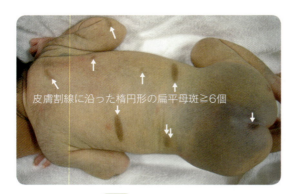

図60 神経線維腫症
皮膚割線に沿った楕円形の扁平母斑≧6個

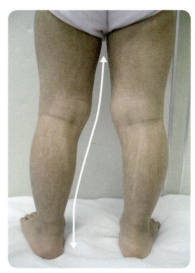

図61 伊藤白斑
皮膚割線に沿った線状白斑を多数認めますが、日焼けをして初めて気づきました！

斑状白斑を2領域以上に認めれば伊藤白斑（図61）が疑われますが、体幹では渦巻き状の白斑になることもあります。伊藤白斑は神経線維腫症、結節性硬化症についで頻度が多く、脳の皮質形成異常や筋骨格系の異常についても精査フォローを行う必要があります。なお、片側性で単発、辺縁がギザギザした鋸歯状の白斑は随伴症状のない脱色素性母斑と考えられます。孤発型、分節型、全身型に分類され、全身型は随伴症状のある伊藤白斑との鑑別が必要です。

　以上の白斑は先天性白皮症のように完全に色素が欠失しているわけではない不完全脱色素斑なので、日焼けでコントラストがついて初めて気づかれたり、よく見ないと気づかれないときもあります。発達遅延を認めたときには、薄い白斑や色素斑がないか注意して観察してみましょう。

3 黒あざ

　カフェオレ色の茶あざに比べると色が黒い褐色～黒色のあざは母斑細胞母斑（色素性母斑）と考えられます。褐色の色素斑の中に黒い色素斑を認めることもあります（図62）。黒子（ほくろ）の大部分は小さな後天性色素性母斑ですが、小さくても全身性に黒子を認めるときにはLEOPARD症候群（多発性黒子を伴うNoonan症候群）を考えて、心電図、心エコー検査や聴力検査などの精査をしましょう。

　母斑細胞母斑が大きいときには、中枢神経系への浸潤と悪性化への注意が必要です。巨大色素性母斑の付近に20個以上の衛星病変を伴う場合や上半身に巨大色素性母斑がある場合にはそのリスクが高くなります。脳軟膜メラノーシスや中枢神経の悪性黒色腫を合併すれば神経皮膚黒色症と定義されますが、中枢神経症状は2歳前後で悪性転化、頭蓋内出血、異所性メラニン細胞の増殖による水頭症、痙攣、発達遅延などをきたすため、定期的に頭部MRI検査を行います。大きな色素性母斑（小児では頭部≧9cm、体部≧6cm）が3つ以上多発している場合は、髄鞘化が進んで

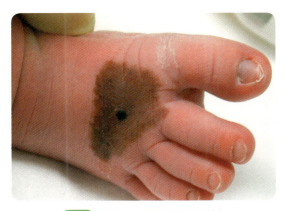

図62 母斑細胞母斑（色素性母斑）

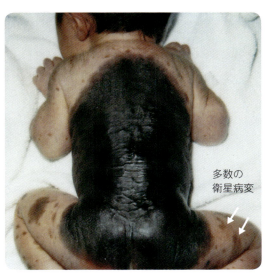

多数の衛星病変

図63 巨大色素性母斑

メラニン沈着が不明瞭となる 4 カ月以前に頭部 MRI 検査 を行いましょう。体幹を取り巻くようなトルソー型の巨大色素性母斑は 5 〜 10 歳で悪性黒色腫になることがあるので切除が推奨されます（図63）。

4 | 青あざ

　臀部にある青色のあざは蒙古斑で、12 歳までには消失します。臀部以外に認められる青色のあざは 異所性蒙古斑（図64）と呼ばれていますが、色が非常に濃い場合には自然治癒しない場合もあるため、レーザー治療が推奨されます。異所性蒙古斑を治療すべきか否か、その目安として臀部の蒙古斑との色の比較がポイントとなります。「臀部の蒙古斑は完全に消失する」＝「臀部よりも色が薄ければ自然消失する」、逆に考えると「臀部よりも濃い場合は残る可能性がある」と推測できます。

5 | いぼ

　色素失調症 は男児では致死性のため、ほとんどが女児に限定して発症します。皮膚割線に沿って紅斑を伴う小水疱、膿疱、びらん（水疱期）が線状、列序性に認められ、時とともに疣贅状丘疹（疣状期）となっていきます。特に神経症状の合併症を認めるときには網膜剥離を起こしやすいので、3 カ月ごとの 眼底検査 も勧められています。表皮母斑 では淡褐色から暗褐色の疣状の丘疹が集蔟したり、皮膚割線に沿って列序性に認められます（図65）。程度が軽ければ随伴症状は出ませんが、列序性で広範囲にわたる場合や出現部位によってはまれですが、表皮母斑症候群 を合併することもあります。骨病変としては側彎や骨変形、眼瞼に病変があれば虹彩・脈絡膜の欠損や白内障、頭部に大きな病変があれば、精神運動発達やてんかん、頭蓋骨の変形などに注意します。

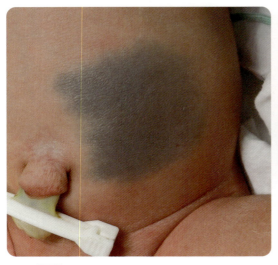

図64 臀部の蒙古斑よりも濃い異所性蒙古斑

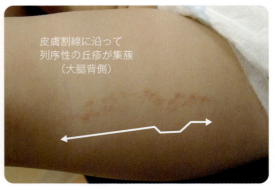

図65 よく見ないと見逃してしまうような表皮母斑（列序性母斑）

皮膚割線に沿って
列序性の丘疹が集蔟
（大腿背側）

黒子も蒙古斑も同じ色！

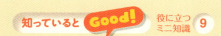

メラニン色素はメラノサイト（色素細胞）や母斑細胞が産生する黒褐色の物質です。メラニンが皮膚表面に存在するときには黒く（黒子）見えますが、深い位置に存在すると色が変化して同じ物質でも青く（蒙古斑）見えるようになります。私たちは反射した光を色として認識しているので、光が全部吸収されれば黒、青い光以外が吸収されれば反射した光の色＝青く見えることになります。これと同様に、本来は赤く見える血液であっても、皮下にある静脈は青っぽく、打ち身で認められる深部の皮下出血も青っぽく、蒙古斑と同じような色に見えるわけです。

引用・参考文献

1) 正木宏ほか．生後早期からの洗浄と保湿に注目した，新生児，乳児の新たな皮膚ケアに関する考察．日本新生児成育医学会雑誌．29，2017，347-55．
2) 田中太平．退院から生後1ヵ月までの保護者の不安に答える：よく聞かれる症状と質問　皮膚、臍．小児科診療．81，2018，307-13．
3) 田中太平．単純ヘルペス（HSV）感染症．小児科学レクチャー．3（1），2013，202-11．
4) 若林正司．Blaschko線の今日的意義．臨床皮膚科．57（5），2003，70-74．
5) 吉田雄一ほか．日本皮膚科学会ガイドライン；神経線維腫症1型（レックリングハウゼン病）診療ガイドライン2018．日本皮膚科学会雑誌．128，2018，17-34．
6) 朝倉有香ほか．新生児McCune-Albright症候群に見られた肝病変．日本周産期・新生児医学会雑誌．53（4），2017，1098-102．
7) 金田眞理ほか．日本皮膚科学会ガイドライン；結節性硬化症の診断基準及び治療ガイドライン改訂版．日本皮膚科学会雑誌．128，2018，1-16．

第2章…部位別の正常と異常　ここがみきわめポイント

6　腹部の診察のポイント

★ 腸捻転、蜂窩織炎、胎児水腫

みきわめ！　こんな腹部所見は緊急対応：皮膚の色、厚み、しわと質感

　腹部X線所見で、成人では小腸にガスが貯留していれば異常ですが、新生児では小腸にガスが貯留していなければ異常です。そのため、いつもお腹はぷっくりして見えます。消化管ガスの拡張、肝脾腫、腹部腫瘍、腹水などで腹部膨満は起きますが、鑑別するためには腹部の皮膚の観察はとても重要です。腹部が膨隆しているときには、皮膚の色、皮膚の厚み、皮膚のしわや質感を見きわめてから、聴診で腸蠕動音を、触診で皮膚の状態（つまんだときの厚み、しわのでき方、熱感）、肝脾腫の有無を確認します。聴診と触診については最後の項目で述べますが、腹部の皮膚が発赤している場合は緊急手術を要することもよくあるので、迅速に判断しなければなりません。

　新生児では腹筋が薄いので、腹膜炎になっていても筋性防御（腹部を触って硬く感じる）が起きないこともよくあります。ただ筋層が薄い分、腹壁の皮膚色の変化や皮膚の浮腫として症状が現れやすいという特徴があるため、皮膚所見の観察が早期発見には役立ちます。特に発赤があるときには触診で熱感の有無を確認し、皮膚を横にずらしたり、皮膚をつまんで腹壁の浮腫についても評価します。

1 │ 症例1　腹壁全体が暗赤色

　呼吸障害のため挿管されて入院した直後の写真ですが、出生直後から腹壁全体が暗赤色となっていました（図66）。臍を中心とした発赤を伴う腹部膨満ですが、胸部の皮膚に比べると腹部の皮膚

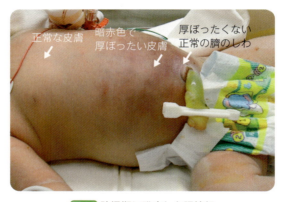

図66 胎児期に発症した腸捻転

が厚ぼったく浮腫状に見えます。ただ、臍と腹壁の境のしわは通常の皮膚と変わりがないため、臍から炎症が波及したのではないことがわかります。全身の皮膚色には赤味があり循環状態は保たれていますが、膝の外側が床について筋緊張は低下しています。暗赤色の色調とその範囲、腹壁全体の厚みから、腹腔内部の炎症所見が体表にまで波及し、24時間以上は経過していると推測されました。少量の腹水と腸管エコーの厚みと輝度から胎児期発症の腸捻転と推定してすぐ手術を行い、穿孔する前に壊死した小腸を切除できました。

2 症例2　胆汁性嘔吐と腹部膨満、皮静脈が目立つ

　日齢3から胆汁性嘔吐が始まったために入院となった直後の写真です（図67）。腹部膨満が目立ち、皮静脈が目立っていることから、腹圧が上昇して静脈系がうっ滞していることが示唆されます。四肢の皮静脈は目立たず、胸腹部に限定した所見です。黄疸があるためわかりにくいですが、全身の皮膚色の赤味は乏しく蒼白気味です（プレショック）。胸壁の静脈に比べると腹壁の静脈が不鮮明となっているので、血管を見ただけでも皮下浮腫の違いがわかります。臍外周の上半分は軽度の赤味を帯びてやや厚みがあり、臍外周の下半分は正常の皮膚所見となっているので、臍上方からの炎症が少し臍まで波及し始めていると考えられます。通常では認められない臍上部の腹壁に少し発赤を認め、光沢も伴っていることから、空腸と回腸の境界領域に端を発した腹膜炎と推測しました。腹部エコーでは腸回転異常症を認めず、少量の腹水、腸管の局所的な拡張と腸壁の浮腫、小腸内には液が貯留し飛塵も見えていたため、腸間膜裂孔ヘルニアで腸捻転を起こし、壊死した小腸内に出血していると疑われたので、すぐに緊急手術を行いました。診断は予想通りで、穿孔する前に壊死した小腸を切除できました。火事が起きたときには、火元が一番燃え方がひどくなるため目で見て推測できますが、腹壁の薄い新生児だからこそ火元（発症元）がわかるという所見だと思います。

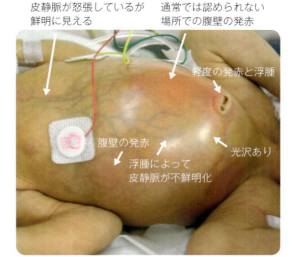

図67　出生後に発症した腸捻転（腸間膜裂孔ヘルニア）

3 症例3　発熱と下腹部全体に発赤

　日齢2に体温が38℃台まで上昇しましたがすぐ低下し、その後、オムツかぶれがひどくなってきたそうです。翌朝も元気で哺乳もできていましたが、再度発熱したため紹介入院となりました。入院直後の写真（図68-1）ですが、下腹部全体に発赤が広がっていて、手袋を脱いで触ると熱感が感じられました。皮膚をつまもうとすると硬くてつまめず、発赤はオムツかぶれではなく蜂窩織炎（真皮からの皮下脂肪組織の細菌感染症）ということが視診と触診だけでもわかります。もう少し詳しく見てみると、下腹部のなかでも下の方が浮腫と発赤がより強く、陰茎は炎症性浮腫のため倍以上の太さとなっています。臍の左下方と陰茎の根元を取り囲むように、本来認められない太いしわも出現しています。下腹部の発赤は光沢を伴っており、皮膚割線に沿って細かく厚ぼったい横じわができているため、テカった皮膚が粗造に見えます（図68-2）。腹部のしわと右膝付近の大腿のしわとを比べてみると違いは明らかです。この症例は血液培養が陽性となったため、敗血症に伴う蜂窩織炎と考えられました。新生児の腹部の蜂窩織炎は臍炎に伴うものが多いのですが、臍はまったく正常でした。ちなみに臍炎に伴う蜂窩織炎は下腹部に広がりやすいとされています。上腹部は臓器を守るために皮下組織が密で炎症が広がりにくく、下腹部は腹部膨満に対応できるように皮下組織が粗となっているため、ちょうど臍のラインから下に広がりやすいという特性があり、炎症の広がり方はこの症例とも合致しています。

4 症例4　全身性の浮腫

　臍帯血の拡張期血流が途絶し、胎児心音低下も認められたため母体搬送され、緊急帝王切開で出生となりました（図69）。呼吸障害を認めたため気管挿管されていますが、皮膚色には赤味があります。全身性の浮腫を認め、頸部は浮腫のため太くなり、下顎がたるんで頸部との境界もわかりにくくなっています。上腕は太く、手の厚みも増して、側腹部は水っぽく透明感と青みのある浮腫と

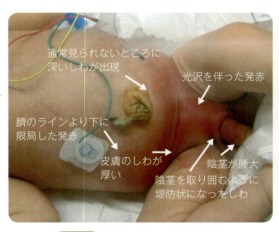

図68-1　敗血症に続発した蜂窩織炎

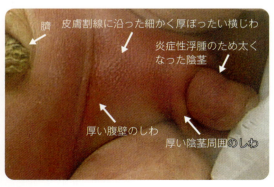

図68-2　敗血症に続発した蜂窩織炎（図68-1 拡大）

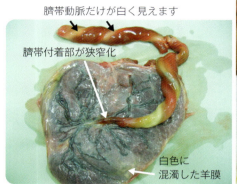
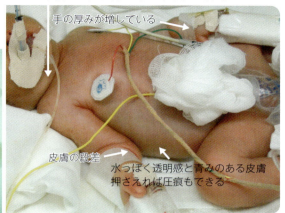

図69 臍帯の血流障害に伴う胎児水腫

なり、押さえると圧痕もできました。胎盤を見ると羊膜は黄白色っぽく、臍帯はレンガ色に染まり、臍帯動脈壁が白っぽく浮き上がって見えます。臍帯の付着部は炎症のためワルトンゼリーが溶けて狭窄化していました。絨毛膜羊膜炎／臍帯炎によって臍帯が細くなり、循環不全のため胎児水腫となった症例でした。胎盤は実際に目で見て確認すること、胎盤病理を実施することが病態を考える上でも重要です。

第2章…部位別の正常と異常 ここがみきわめポイント

7 臍の正常と異常

★ 臍帯付着位置、臍帯表面や色調、捻転の強さ

みきわめ！ 臍帯や臍は最初の見た目、全周、へこみにも注意

　胎盤が見た目で小さかったり（胎盤重量が在胎週数に比べると軽い）、臍帯が卵膜付着や辺縁付着になると子宮内発育不全（胎児発育不全）の原因となります。臍帯を観察するときには太さや長さの計測だけでなく、臍帯付着位置の異常、臍帯表面や色調の異常、捻転の強さについても観察しましょう。臍帯過捻転は子宮内発育不全や胎児死亡の原因となることがありますが、臍帯を切って血管がしぼむと印象が随分変わりますし、ねじれが取れると判断できなくなるため、最初の見た目が大切です。図70は臍帯の中に小腸や肝臓が脱出した臍帯ヘルニアですが、臍帯に何らかの異常を認めたときには長めに臍帯を残して、正常と思われるところで臍クリップをかけるようにしましょう。

　後で検討できるように写真を撮ってカルテに記録として残しておくことも役立ちます。当院では正常新生児も含めて全例胎盤と臍帯を撮影し、NICUに入院した児については病理検査も行っています。

　図71の臍帯は、表から見てパッと見で問題ないと思ってクリップがかけられましたが、裏面を見ると臍帯の片面だけに皮膚が伸びている臍皮がありました。臍クリップが皮膚ギリギリの位置で

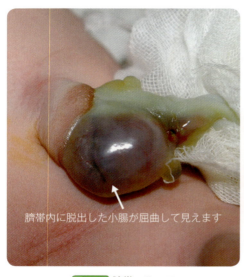

図70-1 臍帯ヘルニア

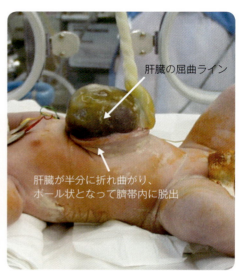

図70-2 臍帯ヘルニア

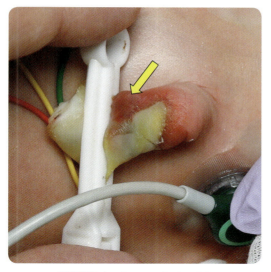

図71-1 臍の半周だけ伸びた臍皮

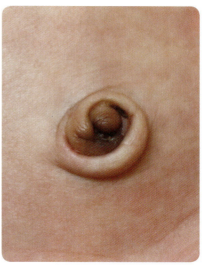

図71-2 臍脱後渦巻き状になった臍

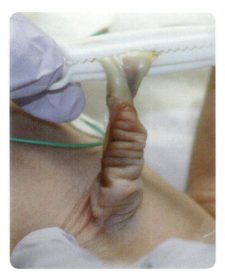

図72 象の鼻のように長い臍皮

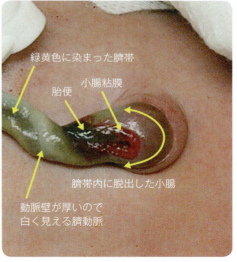

図73 臍腸管瘻＋臍帯ヘルニア

止められていたことに後で気づいてヒヤリハット！ 臍脱後は伸びていた皮膚が縮まって渦巻き状の臍となりました。臍皮は全周性に長く伸びることが多いのですが（図72）、最終的には縮んでいきます。臍クリップをかける前には必ず全周を見て問題がないことを確認しましょう。

臍帯にへこみを認めれば、へこみの辺縁や中心部の色をよく観察しましょう。図73の臍帯は羊水混濁のため緑黄色に染まり、臍帯の根元には裂け目があるように見えます。楕円形の赤い縁取りは小腸粘膜で、臍帯基部に赤っぽいものが透見されますが、これは臍帯内に脱出している小腸です。裂け目の中央部には胎便が付着していますが、これは付着ではなく開口部から少量の胎便が流出し

71

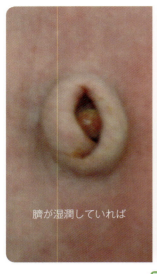
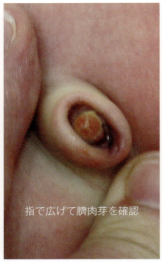
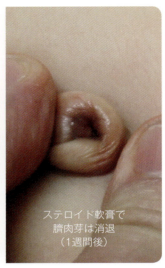

臍が湿潤していれば　　指で広げて臍肉芽を確認　　ステロイド軟膏で
　　　　　　　　　　　　　　　　　　　　　　　　臍肉芽は消退
　　　　　　　　　　　　　　　　　　　　　　　　（1週間後）

図74 臍肉芽
ステロイド軟膏で治癒した例です。

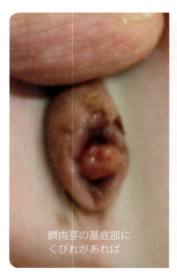
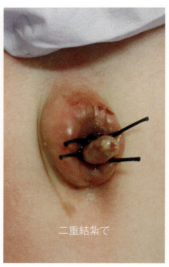
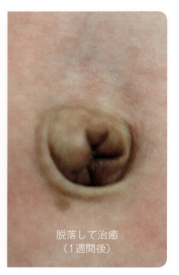

臍肉芽の基底部に　　　　二重結紮で　　　　　　脱落して治癒
くびれがあれば　　　　　　　　　　　　　　　（1週間後）

図75 臍肉芽（二重結紮）

ている状態です。以上の所見から、臍帯ヘルニアに臍腸管瘻を合併し、胎便が流出したため羊水混濁になっていたと診断できます。辺縁が白っぽく、孔から透明な液体（尿）が出てくるときは尿膜管遺残症が疑われます。

　好中球が臍帯基部に遊走・浸潤し、臍帯を溶かすことによって生後1週間で臍脱が起こりますが、臍脱に3週間以上要するときには好中球機能の障害が疑われます。臍脱直後の臍窩はジクジクと湿潤した水平な断面となりますが、数日で乾燥してきます。臍付近の血流は本来途絶しますが、それが残存していると臍肉芽ができやすくなります[1)]。臍肉芽の表面は不整ででこぼこし、汚い感じで

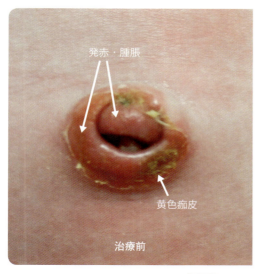
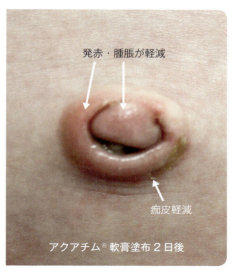

図76 MRSA による臍炎

　湿潤しています。臍の表面に汚い黄色の分泌物が付着しているときには、臍肉芽がないか臍を指で開いて確認しましょう（図74）。鮮紅色で表面が平滑でツルッとし、触るとコリッとした硬い腫瘤で湿潤した状態が続く場合には臍ポリープ（臍腸管遺残）なので、腹腔内との交通性について精査したうえで手術が必要となります。

　臍肉芽に対して、以前は硝酸銀液で焼灼を行っていましたが、生理的食塩水で中和するのが不十分だったり遅くなると潰瘍となったり、正常な皮膚に黒い色素沈着を残すことがあるため、現在はステロイド軟膏を塗布しています（図74）。ステロイドを3回／日塗布すると臍肉芽が早く退縮して乾燥してきます。なお、大きな肉芽で基底部にくびれがあるときには二重結紮を行います（図75）。

　湿潤が黄色調で分泌物の量が多い場合には、抗生物質を半々に混ぜて使用することもあります。軽度の発赤を伴う臍炎の場合には黄色ブドウ球菌の感染を考えて、細菌培養を行ったうえでナジフロキサシン（アクアチム®軟膏）を使用しています[2]（図76）。起炎菌が大腸菌ならゲンタマイシン硫酸塩（ゲンタシン®軟膏）ですが、MRSA もしくは MSSA による臍炎しか経験したことはありません。抗生物質軟膏で対処できるのは軽度の発赤までです。臍周囲が発赤、腫脹してきたときには、局所的な臍炎から臍周囲炎へと広がり、さらには蜂窩織炎、壊死性筋膜炎のため死に至ることもあるため[3]、臍周囲に広がるような発赤や腫脹があれば精査治療が必要です。また、臍肉芽がないのに臍窩から膿汁や漿液性分泌物が持続する例では、尿膜管遺残症や臍ポリープがないか精査します。

引用・参考文献
1）松川泰廣ほか．臍肉芽腫　その血流と発生機序．日本小児外科学会雑誌．48(7)，2012，1001-6．
2）田中太平．退院から生後1か月までの保護者の不安に答える よく聞かれる症状と質問：皮膚，臍．小児科診療．81(3)，2018，307-13．
3）公家里依ほか．臍炎から壊死性筋膜炎に至った1新生児例．日本小児科学会雑誌．117(6)，2013，1020-3．

第2章…部位別の正常と異常 ここがみきわめポイント

8 臀部と外陰部の正常と異常

オムツをはずして気づくこと

1 臀部

みきわめ！ 赤ちゃんのおしりは大丈夫ですか？

オムツをはずすとまず外陰部に目が行きますが、肛門だけでなく、必ず臀裂を押し開いて仙尾部も観察しましょう。陥凹（先天性皮膚洞、臀裂偏位、脊髄破裂、先天性表皮欠損症）、膨隆（血管腫、脊髄髄膜瘤、人尾、ポリープ、脂肪腫、奇形腫）、その他の皮膚病変（毛細血管奇形、色素性母斑、発毛）の有無を確認します。こうした異常は総称して cutaneous stigma もしくは stigmata と呼ばれています。

先天性皮膚洞と肛門との距離が短ければ、陥凹部分（dimple）は臀裂の中に入って見えなくなるため、臀裂を押し開かなければわかりません。臀裂に隠れた先天性皮膚洞は精査不要とされていますが、陥凹が正中よりもわずかに左へシフトしていたことと、浅いですが右方に向かうやや幅広い臀裂偏位を認めたため、脊髄MRI検査をしたところ終糸脂肪腫が見つかりました（図77）。終糸脂肪腫などの異常があると、成長に伴って脊髄が引っ張られて脊髄係留症候群をきたし、神経因性膀胱、慢性便秘、下肢の感覚運動障害をきたすこともあるため慎重に経過を見て、係留傾向が出てくれば手術が必要となります。自験例で調べてきた限り、臀裂偏位があってもごくわずかなら問題がなさそうですが（図78）、深い臀裂偏位やゆがみのある臀裂偏位を認めるときには必ず精査を勧め

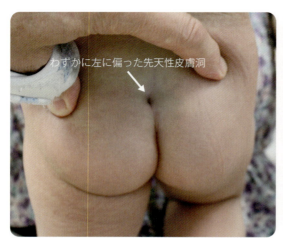
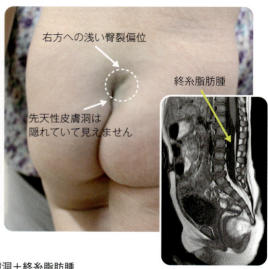

図77 先天性皮膚洞＋終糸脂肪腫

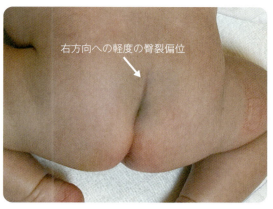 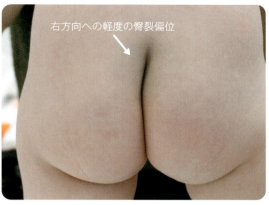

図78 軽度の臀裂偏位
臀裂偏位が浅いとき、自然な流れのラインなら正常範囲と思われます。
上記の2例は脊髄MRI、脊椎3D-CTともに正常でした。

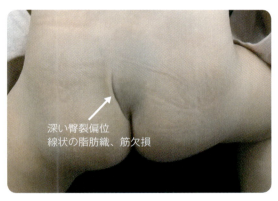 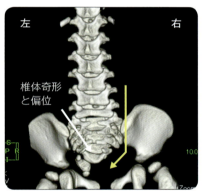

図79-1 高度の臀裂偏位（文献1より引用）
臀裂偏位が深いときには要精査です。

図79-2 高度の臀裂偏位（文献1より引用）
背面からの3D-CT

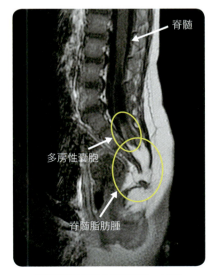

図79-3 高度の臀裂偏位　MRI

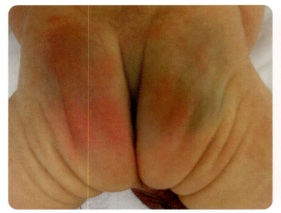
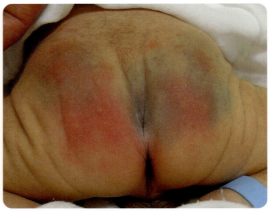

図80 フォーク型のしわは安全です

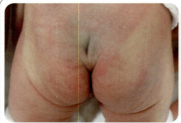
下肢を伸展し、力も入っています。フォーク型の臀裂と臀裂上部に縦方向の深い陥凹を認めます。

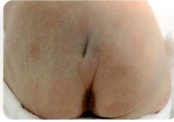
下肢を浅く屈曲しています。力も抜けたので、臀裂と陥凹は浅くなります。

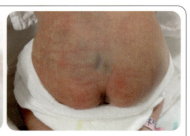
下肢を深く屈曲しています（正座でのおじぎ状態）。皮膚が引っ張られるため、臀裂と陥凹はかなり目立たなくなりました。

図81 陥凹を評価するときには体位も考慮する

ています。図79 [1)] の症例は、臀裂の最後の方から左へ分かれる長く深いしわがあり（臀裂偏位）、脊椎 3D-CT では椎体奇形と椎体の偏位、脊髄脂肪腫も合併していたため手術を受けました。骨の構造異常を合併すると、通常では認められない場所に皮膚のしわができやすくなり、ゆがみに伴ってそのしわもより深くなるため、皮膚のラインやしわの形や深さを読み取ることは重要です。ただし、左右対称な V 字型、フォーク型の臀裂については問題ないと考えられています（図80）。

体位も考慮して観察　先天性皮膚洞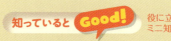

　先天性皮膚洞の深さは観察するときの体位によっても変化するので、それも考慮しながら診察をします（図81）。図77の例では、少し体をひねると臀裂偏位が目立つようになりました。先天性皮膚洞ではその底が見えれば、脊椎管まで達するような深さはないということになります。底が見えにくければ、尾骨の突出を利用して、皮膚を下方にずらしながら伸展させると底が見えるようになることもあるので、これを知っておくと便利でしょう（図82）。

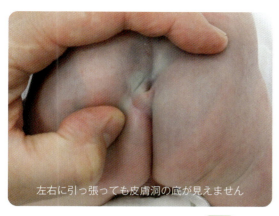
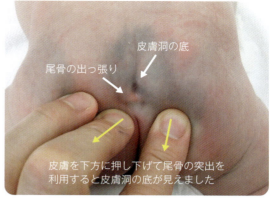

図82 先天性皮膚洞が深い場合

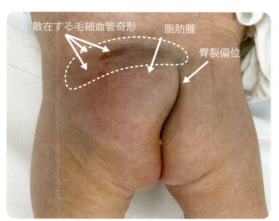

図83-1 毛細血管奇形を合併した脂肪腫

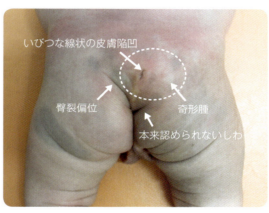

図83-2 奇形腫、終糸脂肪腫を合併したレックリングハウゼン病

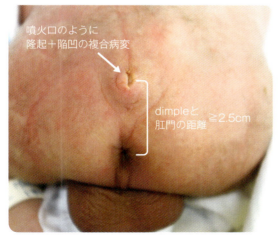

図84-1 噴火口型の先天性皮膚洞（文献1より引用）
厚脳回、脊髄脂肪腫、くも膜囊胞、脊髄係留症候群、椎体奇形の症例。

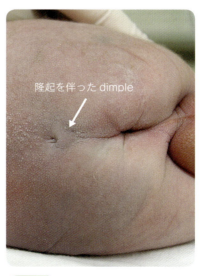

図84-2 噴火口型の先天性皮膚洞
先天性水頭症、椎体奇形、肋骨奇形合併の症例。

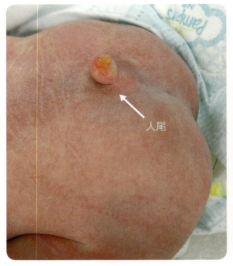
図85-1 脊髄脂肪腫を合併した人尾

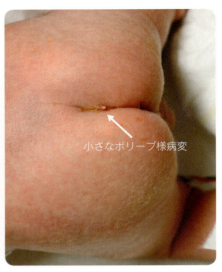
図85-2 合併奇形のなかったポリープ

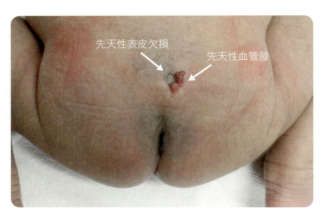
図86 腰部の先天性血管腫と先天性表皮欠損
脊髄脂肪腫、脊髄係留症候群を合併していました。

　大きな盛り上がりがあれば脂肪腫や奇形腫が疑われますが、仙尾部の奇形腫は悪性成分が混在していることがあるので外科的な切除が必要です（図83-1）。盛り上がりが小さければ気づかれにくいかもしれませんが、臀裂偏位や本来ないところにできたしわが発見のきっかけになることもあります（図83-2）。

　通常の先天性皮膚洞は凹みだけですが、隆起と陥凹が組み合わさった噴火口型（筆者による提案）の先天性皮膚洞も複合病変で合併奇形が多いため精査が必要です[1]（図84）。合併奇形がないこともありますが、提示した2例はいずれも脳奇形、てんかん、発達遅延、椎体奇形も合併していました。仙尾部にしっぽのような突起があれば人尾と呼ばれますが、小さなポリープ様の病変にも注意しましょう（図85）。腰部の血管腫や血管奇形は2.5cm以上の大きさになると合併奇形のハイリスクとされていますが[1]、図86の症例は、小さいものの出生時から先天性血管腫を認め小さな先天性表

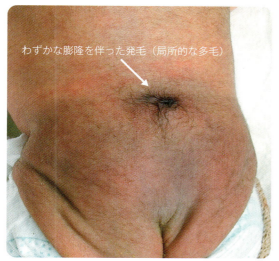
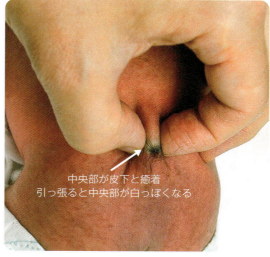

わずかな膨隆を伴った発毛（局所的な多毛）

中央部が皮下と癒着
引っ張ると中央部が白っぽくなる

図87 脊髄空洞症を合併した腰部の発毛

表2 新生児期における仙尾部 stigma のハイリスク因子

1) dimple と肛門との距離（≧2.5cm）もしくは dimple が臀裂よりも高位
2) dimple の深さ（≧5mm）もしくは dimple の底が見えない
3) 噴火口型の dimple（陥凹＋膨隆）
4) 複合病変（dimple＋血管腫／毛細血管奇形≧2.5cm）
5) 深い臀裂偏位、いびつな臀裂偏位
6) その他：人尾、発毛、表皮欠損

皮欠損も伴った複合病変で、脊髄脂肪腫と脊髄係留症候群のため手術を受けています。毛深いと正常でも薄い産毛が腰仙部に認められることがありますが、図87の症例ではそれとは異なる異常な発毛、多毛を認めたのでつまんでみたところ、中央部が皮下組織と癒着していたため引っ張ると中央部の皮膚が白っぽくなりました。この症例では脊髄空洞症を合併していました。

　脊髄や脊椎に異常を合併しやすいハイリスクな仙尾部 stigma を認めれば（表2）、脊髄エコー（3カ月まで）、脊髄 MRI 検査（一般的には3〜6カ月以後）、脊椎 CT（1歳以後）を行います。生後3カ月までなら椎体の散骨成分が多いので脊髄はエコーでよく見えます。MRI は鎮静の副作用も懸念して生後6カ月以後が推奨されていますが、当院では新生児用の真空固定具を使用しているため鎮静がいらず、新生児期から MRI 検査を行っています。新生児期からすでに脊髄係留症候群となっていた症例もあるので、早期発見には役立ちます。なお、ハイリスク児のフォローアップ MRI を撮影したところ、新生児期には認められなかった終糸脂肪腫が生後6カ月で見つかった事例もあるのでフォローも必要です。

2 外陰部

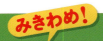オムツをはずしたとき注意　外陰部の見方

表3　外陰部の見方のポイント

男　児	女　児
1）包茎 2）襟巻き様包皮 3）小陰茎（＜24mm） 4）陰茎弯曲 5）外尿道口の位置 6）精巣の位置と大きさ、陰嚢の形	1）陰核の大きさ（男性化すると肥大） 2）陰唇癒合（乳児期には炎症で癒合することも） 3）大陰唇の形（男性化すると陰嚢様となる）

　新生児では包皮と亀頭が癒着しているため、包茎が基本です。包茎でないときには尿道下裂の可能性が高いため、包皮と陰茎の形を確認しましょう。胎生期の尿道形成・癒合不全によって、外尿道口が亀頭の先端よりも近位、陰茎腹側、陰嚢、会陰部のどこかに開口した状態が尿道下裂です。尿道下裂では外尿道口のある陰茎腹側の包皮が薄くなって、そこにあるべき包皮が背側に回り込むため、包皮が余ってシワシワした状態の襟巻き様包皮となります。この襟巻き様包皮（不均一な分布の包皮）が一番の診断ポイントなので覚えておきましょう。本来開口すべき亀頭部先端の外尿道口は外観上開いているように見えますが、凹みだけで盲端となっているため、開口部とのずれが大きいほど排尿時に尿の飛ぶ方向（尿線）のずれが大きくなります（図88，図89）。図90のような赤ちゃんは見逃されないと思いますが、図91のような軽度の尿道下裂は見落とされやすいと思いますので注意しましょう。なお、亀頭が見える状態であっても、包皮が均一に分布しているときには、包皮と亀頭の癒着が不完全なだけで病的とはいえません（図92）。そのまま経過観察で大丈夫ですが、陰茎弯曲（図93）や小陰茎がないか、外尿道口も押し広げて確認をしてください。

　解説の流れから順番を変えましたが、包皮と尿道の完成度については、「包茎でない（図92）・陰茎弯曲（図93）＞亀頭部の尿道下裂（図89）＞冠状部の尿道下裂（図91）＞冠状部の尿道下裂＋小陰茎（図88）＞冠状溝下の尿道下裂、小陰茎、二分陰嚢（図90）」の順となります。順を追って比較しながら見てください。

　尿道下裂では小陰茎＜24mm、陰茎弯曲、陰嚢形成異常（二分陰嚢、陰茎前位陰嚢）を合併していることも多いので、伸展陰茎長の計測も行います。計測中の触診刺激で陰茎が勃起することが多く、そんなときに亀頭がおじぎをするように曲がっていれば、陰茎弯曲です（図94）。勃起時の角度が0〜15°までは正常、15°〜40°は軽度、40°〜80°は中等度、80°以上は重度とされています。新生児期に5°までの屈曲なら幼児期にはまっすぐとなり、10°までの屈曲ならば学童期までにまっすぐになるという報告[2]もあるので、屈曲陰茎の角度は年齢とともに多少は改善していくようです。なお、尿道下裂に伴う小陰茎はミクロファルス（microphallus）と呼ばれ、男性化が完成した後にサイズが小さかった場合をミクロペニス（micropenis）と定義され、厳密には区別されています。

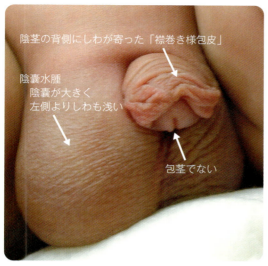
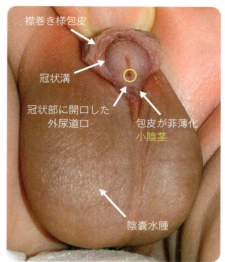

図88 小陰茎を伴った尿道下裂

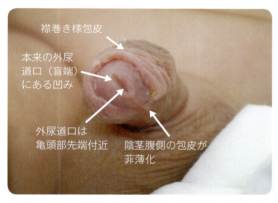

図89-1 襟巻き様包皮で気づかれる亀頭部の尿道下裂

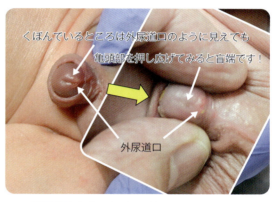

図89-2 よく見ないと間違いやすい外尿道口

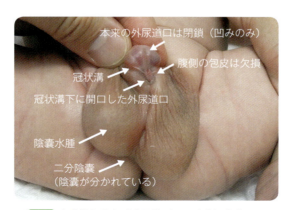

図90 小陰茎と陰嚢形成異常（二分陰嚢）を伴った尿道下裂

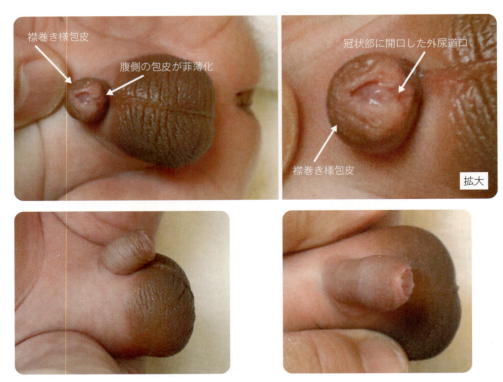

図91 よく見ないと気づかれない尿道下裂
陰茎弯曲も小陰茎もない例です。

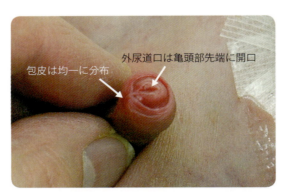

図92 包茎ではありませんが、襟巻き様包皮は認められず、正常のバリエーションになります。

　尿道下裂の半分は亀頭部〜冠状溝下に認められる遠位型ですが、程度が軽いため見過ごされていることもよくあります。襟巻き様包皮だけで外尿道口のずれがなく、陰茎弯曲もない場合は日常生活にも支障がないため手術は不要ですが、一度、小児泌尿器専門の先生には見てもらっておいた方がいいでしょう。ダウン症候群では750人に1人といわれていますが、尿道下裂の発症頻度は250〜1,000人に1人とかなり高い頻度で見つかります。

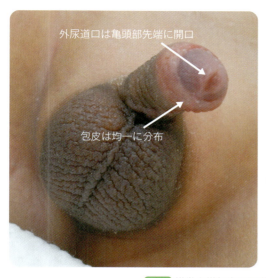
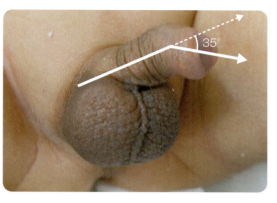

図93 襟巻き様包皮や尿道下裂のない陰茎弯曲（軽度）

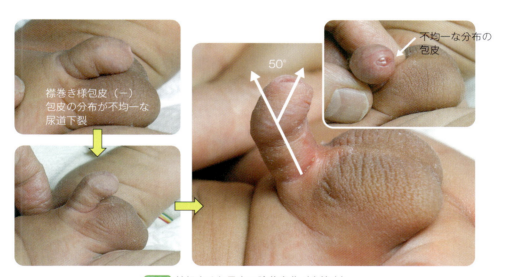

図94 勃起すると目立つ陰茎弯曲（中等度）

伸展陰茎長を計ってみましょう！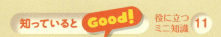

　包皮を引っ張りながら恥骨結合下縁から亀頭先端までの陰茎の長さを測定します。恥骨付近には脂肪がついているため、恥骨結合部分を指で上からしっかり押さえこんで脂肪を圧排したうえで、非勃起時に伸展させたときの陰茎長を測定しなければなりません。この部分の脂肪が厚いと陰茎が埋もれて小陰茎様に見えることもあります（<u>埋没陰茎</u>、図95）。小陰茎の定義はいくつかあり[3]、新生児≦2.0cm、乳児期≦2.5cm、学童期＜3.0cm、思春期発来後≦4〜6cm という報告[4]もありますが、最近では「新生児期でも2.4cm 未満は小陰茎」と提唱されるようになってきました[5]。小陰茎の場合、亀頭部の幅が12mm 以下なら内分泌療法を行えば改善の見込みがあるため、亀頭部の幅も計測しておきましょう。

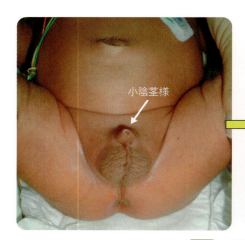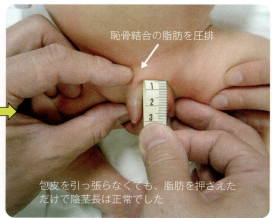

図95 小陰茎様に見える埋没陰茎

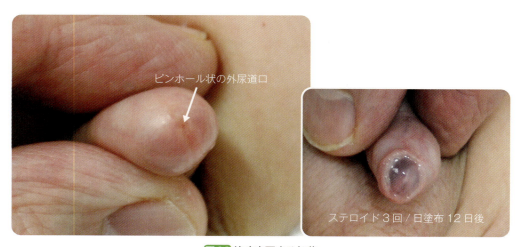

図96 治療を要する包茎

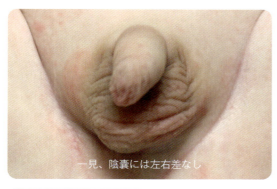
一見、陰嚢には左右差なし

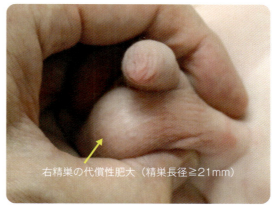
右精巣の代償性肥大（精巣長径≧21mm）

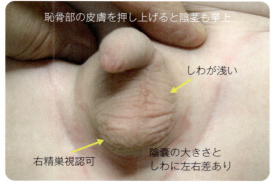
恥骨部の皮膚を押し上げると陰茎も挙上
しわが浅い
右精巣視認可
陰嚢の大きさとしわに左右差あり

図97 左精巣非触知（右精巣代償性肥大→左精巣無形成）
腹腔内停留精巣なら代償性肥大は起きません。
消失精巣は陰嚢内や鼠径部ならば触診で小塊（nubbin）として触れます。

　新生児期は包茎が正常とはいえ、乳児期に包皮炎を繰り返したり、包皮口がピンホール状になっていて、排尿中に包皮部分がバルーンのように膨らむときには包皮狭小輪として治療することもあります。包皮口にステロイド軟膏を塗布すると包皮が菲薄化して2〜4週くらいで改善します（図96）。

　精巣が陰嚢内に触れないとき（非触知精巣）には、停留精巣であることが多いのですが、精巣長径が21mm以上と大きくなっていれば、触知しない側の精巣無形成もしくは著しく機能が低下しているため、健側が代償性肥大を起こしていると推測されます[6]（図97）。通常の触診で停留精巣がよくわからないときには、エコーで使うゼリーやベビーオイルを大腿から鼠径部に塗ってなでると触れやすくなります。

　女児の外陰部の生理的な所見としては、母体や胎盤からの女性ホルモンの影響を受けた新生児月経と処女膜ポリープ（図98）が挙げられます。いずれもホルモンの影響がなくなれば自然消退していきます。正期産児の陰核の大きさは4.4±1.2mmですが、早産児も含めて3歳以下で7mm以上なら陰核肥大と考えられます。陰核肥大だけでは特異的とはいえませんが、他の男性化徴候や陰唇癒合を伴っていたり、鼠径部で性腺を触知した場合は、性分化疾患が疑われるため精査が必要です。

　腟口から白黄色っぽい嚢腫が突出していれば傍尿道嚢腫です。実は腟ではなく尿道口に開口して

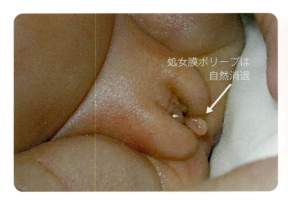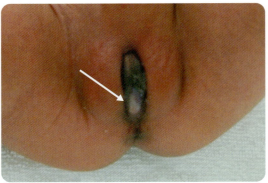

図98 処女膜ポリープ

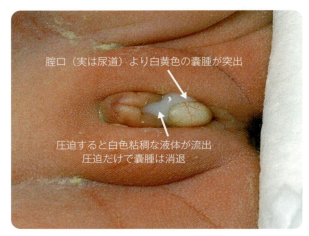

図99 傍尿道嚢腫

いる嚢腫ですが、圧迫だけで白色粘稠な液体が排出されて消退しました。自然消退もしますが、メスか針で開窓すれば軽快します（図99）。

引用・参考文献

1) 田中太平．外来診療にも役立つ新生児のトピックス（解説）．日本小児科医会会報．46，2013，146-9．
2) 黒川覚史ほか．陰茎の生理的な彎曲はどの程度か？：統計学的な95％信頼区間から陰茎彎曲修復術の適応基準を考える．日本小児泌尿器科学会雑誌．25（3），2016，256．
3) 横谷進ほか．未熟児・新生児・乳児・幼児における陰茎および陰核の大きさの計測：先天性内分泌疾患の早期発見にそなえて．ホルモンと臨床．31（12），1983，1215-20．
4) Fujieda, K. et al. Growth and maturation in the male genitalia from birth to adolescence. II. Change of penile length. Acta Paediatr. Jpn. 29（2），1987，220-3．
5) 石井智弘．ミクロペニスの診断と治療：日本小児内分泌学会推薦総説．日本小児科学会雑誌．121（3），2017，553-62．
6) Shibata, Y. et al. Optimal cutoff value of contralateral testicular size for prediction of absent testis in Japanese boys with nonpalpable testis. Urology. 76（1），2010，78-81．

第2章…部位別の正常と異常　ここがみきわめポイント

9 四肢の正常と異常

1 四肢短縮症

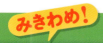
四肢の長さと形は大丈夫ですか？

図100-1 は胎児エコーで大腿骨長が短いと指摘された在胎35週0日（日齢7）の児です。写真でパッと見、四肢の異常についてわかりますか？　手を引き下げてみましょう。あと少しというところで局所まで手が届きません（図100-2）。ゴール前でのフリーキック、壁を作りながらジャンプして守るサッカー選手たちは局所を押さえながら守っていますが、……ちょっとこれはできそうにもありません。もうちょっと身近な例で見てみると、ブリュッセルに設置されている小便小僧のポーズ……、立位排尿も難しそうです。というわけで、四肢短縮は「背筋を伸ばした状態で局所に手が届くか」ということも簡単な目安となります。ただし、背中を丸めれば手が短くても届きますので、ご注意ください。

「腕が短い！」と思えば、次は「どこが短い？」と考えます。写真で見る限り、見た目では上腕の方が前腕よりも短そうですが（Rhizomelic type：近位肢節短縮型）、このタイプでは下肢よりも上肢の短さが顕著となります。一般的には、手を広げたときの長さと身長が同じなので、それを基準として四肢が長い、短いと判断することもできます。ただし、赤ちゃんは屈筋が優位なので、泣い

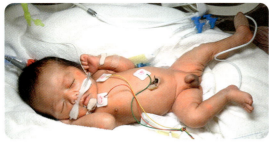

図100-1 早産児では気づかれにくい四肢短縮症
在胎35週0日（日齢7）。
Rhizomelic type（近位肢節短縮型）：四肢の短縮の中で近位肢節（上腕と大腿）の短縮が目立つものをいいます。多くの場合では上肢においてそれが著明に現れます。

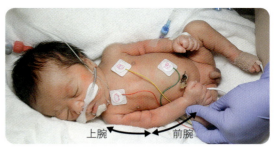

図100-2 手を伸ばしても外陰部まで手が届きません
在胎35週0日（日齢7）。

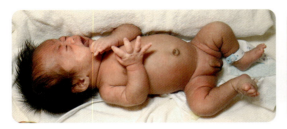

図101-1 日齢が進むと、四肢短縮症が明らかに
修正40週5日（日齢40）。

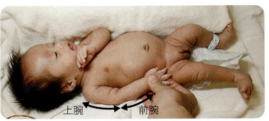

図101-2 手を伸ばしても、外陰部はさらに遠くへ
修正40週5日（日齢40）。

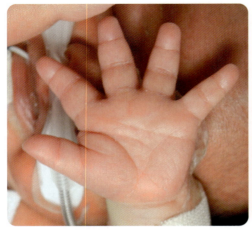
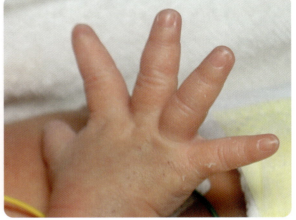

図102-1 手指の変化
在胎35週0日（日齢7）。
もみじのような「太く先細りで短い指」です。放射状に指を広げていますが、三尖手ははっきりしていません。

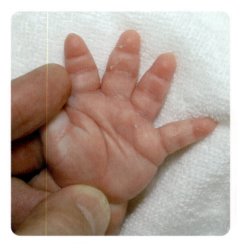
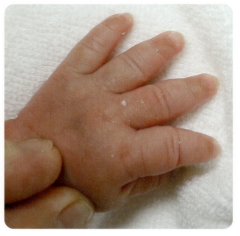

図102-2 手指の変化
修正40週5日（日齢40）。
日齢が進むと、「太く先細りで短い指」がより明らかになってきています。

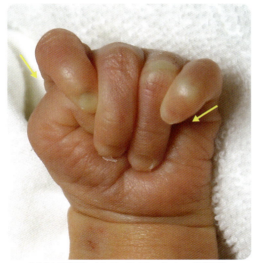
XXY症候群（クラインフェルター症候群）

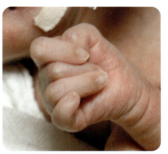
18トリソミー

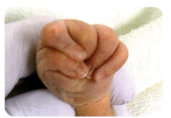
多発性関節拘縮症

図103 指の重なり

て力をいれると肘や指を曲げてしまうため、見かけ上短くなってしまいがちです。しっかり手を広げて測定するのも、赤ちゃんではちょっと大変です。

図101-1は同じ赤ちゃんですが、修正40週5日（日齢40）になったところです。5週間しか違いはありませんが、比較すると四肢の短さが以前よりもわかるようになってきました。手を伸ばすと、外陰部までの距離はさらに遠くなってしまいました（図101-2）。

指の形も変化しています。図102-1と図102-2で比べると、日齢が進むにつれて太く短く先細りの指の形も目立ってきました。屈筋が優位な時期にもかかわらず（本来は軽く手を握っています）、図のように指を大きく伸ばして広げる動きが目立っていましたが、中指と薬指が離れる典型的な三尖手は、はっきりしませんでした。日齢が進むにつれていろいろな所見が少しずつ変化することも多いので、記録としてもなるべく写真を残しておくと振り返るときの参考になります。

握った手をみると、第2指と第5指がそれぞれ第3指と第4指の上に重なっているときがあります（指の重なり）。この所見は18トリソミーでよく見られますが、他の染色体異常や少し形が違いますが多発性関節拘縮症でも認められます（図103）。手を広げたときの指の形や長さ、掌紋、握ったときの形にも注意しましょう。

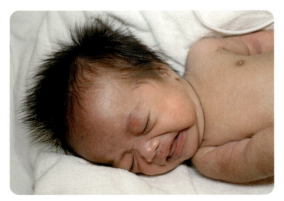

図104 ライティングを変えると見え方が変わります
修正40週5日（日齢40）

ライティングはやっぱり重要です！ 〜知っていると Good! 役に立つミニ知識 12〜

図104 は 図101-2 と同じ日の写真ですが、比較しながら見てください。ライティングの方向（ライトを当てる向き）を少し変えて撮影しましたが、頭蓋が相対的に大きい、前額部の突出、鼻根部の陥凹、下顎が相対的に突出、顔面正中部の低形成（顔面中央に顔の各パーツが集まったように見える）といった所見がわかりやすくなっています。図101 では体の中心にライトを置いて全身を照らしています。そのため、顔の下からライティングされることになり、特徴的な顔貌所見に気づかれにくくなります。写真を比較してみると、「身体所見を観察するときにはライティングが大切」ということがよくわかる実例だと思います。これはレントゲン撮影についても同じことがいえます。見たいところ、観察したいところに中心を持ってくることが大切です。ライトの当て方、撮影の中心点をどこに置くかによって見え方は変わるので意識してみましょう。ちなみに、この赤ちゃんの診断名は軟骨無形成症です。

2 羊膜索シークエンス

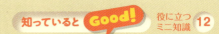
からだのくぼみには要注意！

体のどこかに通常とは異なるしわやくぼみを見つけたら、その理由を考えてみましょう。先に述べた臀裂偏位では骨や軟部組織の異常の結果として、しわにゆがみが生じますが、本来認められないところに局所的な線状の凹みや欠損を認めるときには羊膜索シークエンス（図105）が疑われます。以前は羊膜索症候群と呼ばれていましたが、羊膜の一部が剥がれて線維状〜膜状となり（羊膜索、図105-1）、それが胎児に癒着したり、巻き付けば四肢の絞扼輪（図105-2）、血流を阻害し壊死に陥ればその先端が消失して欠損（先天性切断、図105-3）や変形を来し、傷が治る過程で指の一部だけが癒合すれば先端合指（図105-4、この症例ではごく軽度の線維性の癒合）、リンパの流れ

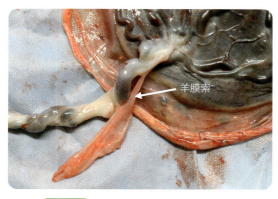

図105-1 羊膜索を臍帯基部に認めた胎盤

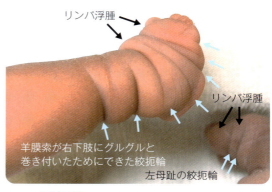

図105-2 羊膜索シークエンス
絞扼輪と右足部の形成不全の例。

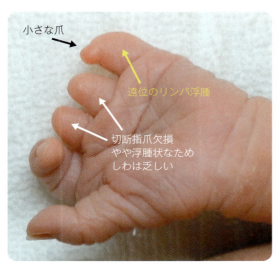

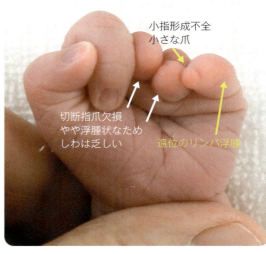

図105-3 羊膜索シークエンス
左指の部分切断と浮腫の例。

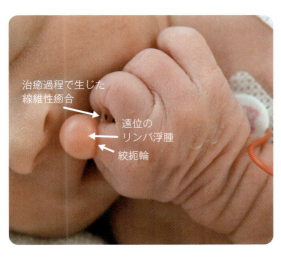

図105-4 羊膜索シークエンス
右示指の切断とリンパ浮腫、癒合の例。

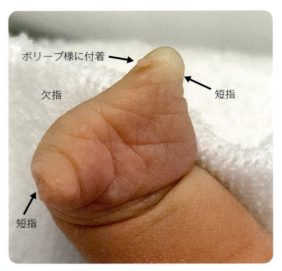

図106 ポーランド症候群
左大胸筋欠損合併例。

が阻害されればリンパ液が貯留して絞扼部位よりも遠位のリンパ浮腫（図105-4）、圧迫が弱ければ軽度の窪みだけですんでしまうこともあります。合指症は指の根元からぴったりと癒合していますが、指の途中で癒合するため指間に隙間のある先端合指は羊膜索シークエンスの特徴的所見なので覚えておきましょう。なお、羊膜索自体は出生時には溶けてわからなくなっていることもよくありますが、双胎間輸血症候群の治療として行われている胎児鏡下胎盤血管レーザー凝固術（FLP）の合併症としても知られるようになってきました。羊膜索シークエンスと誤診されやすい疾患が短合指症（先天性横軸形成障害）で、指が短いため切断肢様にも見えますが、指の形成不全が原因で、先端合指ではない短くなった指が合指となっています。短合指や欠指（図106）に片側胸筋の低形成〜欠損を合併すればPoland症候群です。指が短いときには胸を触って胸筋の厚みに左右差がないか確認し、心エコーも行いましょう。

　先天性皮膚欠損症は、出生時から表皮〜皮下組織、時に筋・骨まで達する欠損で、境界明瞭な萎縮局面やびらん、潰瘍化することもあります。新生児は組織修復能力も高いため、出生後、皮膚欠損部位が短期間のうちに瘢痕化し、小さければ目立たなくなることもよくあります。図107のように頭皮に発生することが多いのですが、まれですが、図108-1のように出生時から湿疹やびらんのような局面や潰瘍を四肢に認めることもあります。先天性頭皮欠損症では、20%に頭蓋骨欠損を合併するので、3D-CTで確認します。なお、皮膚欠損が皮膚割線に沿って左右非対象に多発性に認められるときにはGolz症候群が疑われます。図108-1の症例では左大腿に線状の陥凹と中央部には肉芽を伴った皮膚潰瘍が認められました（図108-2）。第一印象としては線状の陥凹だったので羊膜索シークエンスと考えましたが、羊膜索シークエンスは胎児早期に発症するため、通常皮膚のびらんや潰瘍は治癒して残っていませんし、左大腿にも治癒過程の潰瘍を認めたため、先天性皮膚欠損による皮膚の陥凹と潰瘍と考えました。いずれも痕跡も残さず自然治癒しました。

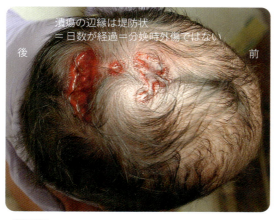
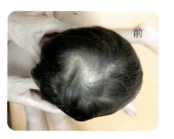

1歳半（術後）

図107 先天性皮膚欠損（日齢0）
潰瘍の辺縁が堤防状であることから、日数が経過した治癒過程であると推測され、分娩時外傷ではないことがわかります。

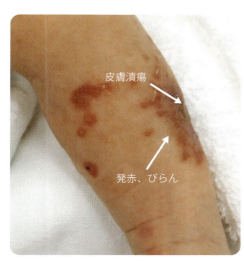
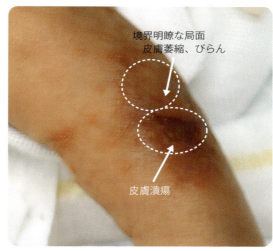

図108-1 左下腿の先天性皮膚欠損症
後に自然治癒した例。

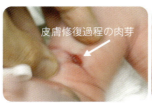
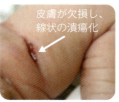

図108-2 左大腿の線状の皮膚欠損
後に自然治癒した例。

3 先天性内反足、回外位足、外反踵足

みきわめ！ 足の向きが気になるときは、まず動かしてみましょう

　足部の変形は時々認められますが、変形を手で矯正できるか否かがポイントです。先天性内反足は3つの三次元的な変形で構成されています（図109）。（1）前から見ると爪先を伸ばした尖足位（足が足底側に曲がった底屈位）、（2）足底が横向きになっているので横から見ると前足部が内転位、（3）頭側から見下ろすと足底が内側を向く内がえし位（内反）となっているため、徒手矯正が困難で、生後早期からのギプス固定が必要です。一方、底屈位＋内転位＋内がえしの肢位であっても程度が軽く徒手矯正可能な場合は、子宮内での向き癖と同様、子宮内での肢位異常に伴う回外位足で自然軽快していきます。内反足と回外位足が似ているというのは、言葉の上で違和感があって混乱しますが、自分の母趾を外側に回してみてください（回外）。自然に足底が内がえしになります。それでこのような言葉になるわけです。

　先天性内反足とはまったく逆に、（1）足部の背屈が強く（踵足位、爪先を強く下腿側に曲げる）、（2）足先を外側に向けながら（外転位）、（3）足底が外側を向いた外がえし位をとっているときには外反踵足と呼ばれますが、こちらは通常治療の必要はありません。

　「狭い子宮内で過ごしている自分」、そんな状態をイメージしてみてください。正常な赤ちゃんは屈筋優位で縮こまりながら踵足位が基本となっているため、足部を曲げれば爪先が下腿につけられるのが普通です。逆にそれができなければ関節が硬いということになります。子宮内で足先が少し

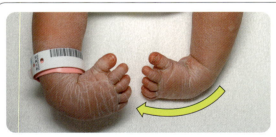

1）足全体の尖足（底屈）

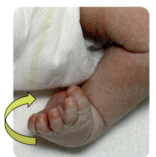

3）後足部の内反（内返り）

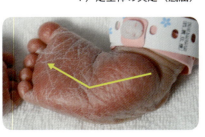

2）前足部の内転

図109 先天性内反足（徒手矯正不能）

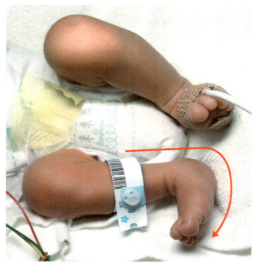

図110-1 軽度の底屈制限を伴う外反踵足

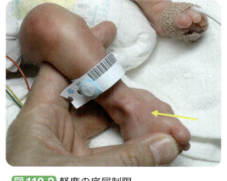

図110-2 軽度の底屈制限
前脛骨筋の拘縮による軽度の引きつれがあり、足先を下げたとき、腱が浮き上がるのがわかります。ストレッチで正常化しました。

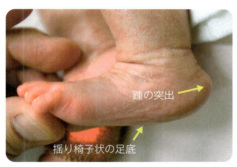

図111 先天性垂直距骨
18トリソミーの例。

外向きになった状態が続けば外反踵足となりますが、足先を伸ばしたときに少し抵抗を感じる（底屈制限）こともあります（図110）。そんなときには、時々ゆっくり足先を伸ばすようにストレッチを10回/日くらい繰り返すと、より早く伸展できるようになっていきます。例外的に、前脛骨筋の拘縮が非常に強く、足部の底屈制限が顕著な場合には矯正位ギプス包帯法や装具をつけることもあります。強い底屈制限に加えて土踏まずが出っ張ったような形に見えるときには先天性垂直距骨（図111）が疑われます。いずれにせよ、足の向きが気になったときには、足先を持って前後・左右・上下自由に動かせるか確認しましょう。他の赤ちゃんの足と同じ範囲の関節可動域で自由に動かせれば問題はありません。もし、関節の可動域制限が明らかなら整形外科と相談しましょう。

4 足の浮腫

みきわめ！ 足をなでて触ってわかること

　足を見るときには動かすだけでなく、なでて触ってみてください。足背をなでたときに膨らみを感じれば、指で軽く押してみましょう。足背に限局したリンパ浮腫があると、ふっくらとして、触るとフカフカした感触のいい盛り上がりになりますが、指で押しても圧痕はできません。水分が貯留した通常の浮腫では足全体がボテッとした感じで、足背が水っぽくむくんで見えますし、指で押すと圧痕ができます。新生児期に足背の浮腫を認めるときには性染色体が 1 本しかない Turner 症候群（45,X）が疑われますが、著明な子宮内発育不全と低身長を来した他の染色体異常でも足背の浮腫が認められました（図112）。染色体異常に伴う浮腫はリンパ浮腫なので、押さえても圧痕はできません。足背に圧痕ができれば、下腿に圧痕ができるか否かも確認し、全身性の浮腫を来す疾患を捜さなければなりません。なお、ターナー症候群では性腺機能不全、低身長、翼状頸、外反肘などが有名な症状ですが、新生児期には症状がわかりにくく、四肢のリンパ浮腫は重要な所見です。他には、頸部の皮膚のたるみ、大きな耳、大動脈縮窄症などを合併することもあります。頸部のたるみ（図113）は、染色体異常やリンパ管奇形などが疑われますが、心エコーも確認しましょう。

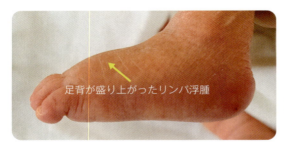

図112 足背の浮腫
15 番染色体のモノソミーと 15 番染色体部分欠失のモザイクの例。

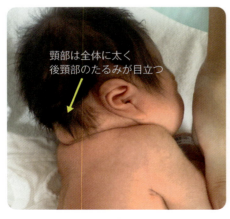

日齢 0

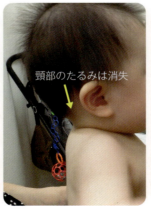

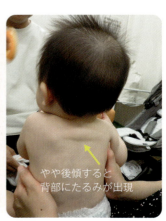

10 カ月

図113 頸部のたるみ
胎児期に治癒した嚢胞性リンパ管奇形の例。

5 多趾症、合趾症

みきわめ！ 足の指は太さにも気をつけて

立って「気をつけ」をしたときの姿勢をイメージしてみてください。体に沿った垂直な軸に対して前側にあるのが親指、後ろ側にあるのが小指のはずです。そこで母指側に多指があれば軸前性多指症（図114）、小指側なら軸後性多指症（図115）と呼ばれます。手の指は気づきやすいのですが、足趾の合趾症は気づかれにくいときもあります（図116）。指の太さが少し太いかな？と思ったときには、よく目を凝らして見てください。指の形だけで病気が推測できることもあります。第2、第3趾の皮膚性合趾症によってY字型に見えるときには、Smith-Lemli-Opitz症候群を考えます。Y字型といっても軽度の合趾なので、注意しなければ見過ごされてしまいます（図117）。

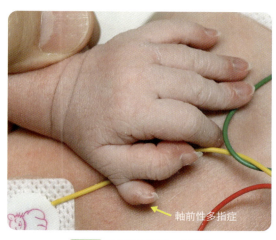

図114 軸前性多指症、合指症

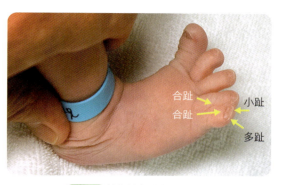

図115 軸後性多趾症、合趾症

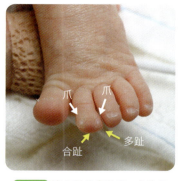

図116 第2趾の多趾症、合趾症

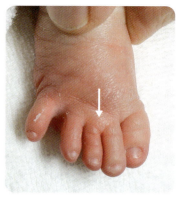

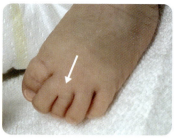

図117 第2趾、第3趾のY字型の皮膚性合趾

第3章…診察・アセスメントの基本 （出生直後から退院時チェックに役立つ）

1 聴　診

1 聴診のコツ：呼吸音

みきわめ！ 泣き声と咳の水っぽさを意識しましょう

1 聴診器選び

　出生直後は赤ちゃんの泣き声や咳の音を聞いただけでも、呼吸音を予想することができますが（p.15）、「泣き声と咳の水っぽさ」を意識することは、肺の状態を類推し呼吸状態を評価する上でも重要です。聴診器については、胸にあてがうヘッド部分のチェストピースが大きくて重い金属でできている方が集音しやすく、管は太く短く壁に厚みのある方が伝音性能が高く、イヤーピースは硬くて密着した方が音の減衰が少ないため音がよく聞こえます[1]。この中では特に、チェストピース機能とイヤーピースの密着性が重要です。イヤーピースはイヤホンと同様にゴムのような素材をお勧めします。新生児用聴診器と銘打ってあっても、小さすぎると集音性が悪くなるなど、メーカーによって聞こえ方にはかなり違いがありますので、もし機会があればいろいろ比較してみましょう。あと、成人と新生児では呼吸音そのものが全く違って聞こえますが、新生児では気道が細いため高調性に聞こえるということも覚えておきましょう。後でも述べますが、「成人男性＞成人女性＞小児＞成熟児（正期産児）＞早産児」と、小さい子どもほど声が高くなるのも同じ理屈です。

2 深呼気で聞こえる呼吸音が変わってきます

　新生児では気道が細いため、分泌物が貯留するとすぐ無気肺になってしまいます。三叉神経を刺激することで、咳反射を誘発して排痰させ、気道のクリーニングをできるという話もしましたが（p.16）、分泌物で無気肺になっていても、咳や深呼吸を促すことで気道が広がって空気が入り、副雑音（肺雑音）が聞こえるようになることもあります。

　聴診するときには深呼吸をしてもらうことが理想的ですが、赤ちゃんではこちらの指示に従ってくれることはありません。2〜3歳以後なら、ティッシュを顔の前にぶら下げてそれを吹かせると深呼気となります。深呼気の後は必ず深吸気となるため、換気量が増えて呼吸音も大きくなります。浅表性多呼吸だったり、何か気になる所見があるときには、安静時と深呼吸時の呼吸音を比較しながら、赤ちゃんの足底を診察者の母指でこすり上げて刺激したり、啼泣させれば（深呼気）深吸気を誘導できるので呼吸音の異常も見つけやすくなります。小児の呼吸音を正確に評価するためには、こうした深呼気の誘導方法を知っておくと便利です。また、深呼吸をすると分泌物を口側に移動で

きるので、排痰にとっても有利に働きます。少し慣れが必要ですが、==泣いているときには上気道を通過するときに生じる粗い呼吸音が混入してくるので、それを頭の中で差し引きながら肺の呼吸音をとらえる==ように意識してみましょう。

3 | 呼吸音って何？（表1）

　正常な呼吸音ではない音を副雑音と呼びますが、胸膜摩擦音は擦れるときの音なので別扱いとなっています。音を言葉で表すことを==擬音==といいますが、同じ音でも文字にして書くと人それぞれ随分違ってきますので、ある程度、表現方法を統一しておいた方が状態の変化をとらえられやすくなります。

　新生児の呼吸音を言葉で表すと、こんな感じでしょうか（表2）。

表1 呼吸音の分類

正常（気管呼吸音、気管支呼吸音、肺胞呼吸音）

異常（呼吸音減弱、呼気延長、副雑音）
　　　　副雑音：断続性副雑音（水泡音、捻髪音）
　　　　連続性副雑音（いびき音、ストライダー、笛音）
　　　　肺外雑音：胸膜摩擦音

副雑音の発生部位	音の大きさ	音調
太い気道	大	低調性で粗い
細い気道	小	高調性で細かい

表2 新生児の呼吸音

	擬音・音のイメージ	音調	時相
断続性副雑音			
水泡音（コース・クラックル） 　分泌物の間を空気が通る音、空気の 　泡の破裂音	ブツブツ、バリバリ 　細いストローで泡をブクブクしたときの音	低調性	吸気
捻髪音（ファイン・クラックル） 　閉塞した気管支の開放音	チリチリ、パリパリ 　血圧計のマンシェットをはがすときの音	高調性	吸気
連続性副雑音			
いびき音 　咽頭腔の軟らかくて広いところが狭 　くなったときの音	ゴーゴー、グーグー 　いびき	低調性	吸気
ストライダー：管径が太い順に 　水っぽい痰～やや粘稠な痰が絡む音	ゴロゴロ＞ゼロゼロ＞ゼコゼコ＞ゼーゼー 　＞ギューギュー＞ヒューヒュー	低調性～ やや高調性	吸気＞呼気
笛音：管径が太い順に 　細くて硬い気道／狭くなった気管支 　を空気が通り抜ける音	キューキュー＞ヒューヒュー＞ピーピー 　細い間隙を通る隙間風	高調性	呼気
肺外雑音 　胸膜が擦れ合う音	ギュッギュッ、キュッキュッ 　新雪を踏みしめるような音	低調性～ やや高調性	吸気＋呼気

2 呼吸音の聴診のポイント

みきわめ！ 呼吸音の強さ・柔らかさ・音調…

1 呼吸音の強さ（換気量の差）

　気管のそばでは気管呼吸音が聞こえてくるため、正中を避けて上の方から左右、次には上下、コの字を描くように呼吸音を比較しながら前胸部、背部それぞれ6カ所、左右の側胸部、頸部の下部（気管上部）で聴診しますが（図1）、特に呼吸音の弱いところ（＝換気不良）を意識しながら聴診します。仰臥位で寝ている赤ちゃんは背側に分泌物が貯留しやすいため、必ず背面も聴診してください。分泌物をかき分けて空気が通るときに水泡音が聞こえるので、深呼吸をさせないと呼吸音減弱だけということがよくあります。挿管したときに片側挿管になっていないか確認するときには、前胸部よりも最大距離をとれる側胸部で左右差を比較しましょう。

2 呼吸音の柔らかさ（拡張のしやすさ）

　肺の広がりが良好ならフワッとした柔らかい呼吸音になります。無気肺や肺炎があると、その場所での空気の流れは硬い気管支の所でUターンするため粗い気管支呼吸音として聞こえたり、呼吸音の減弱として気づかれます。出生直後は肺の広がりも不十分で粗い呼吸音として聞こえますが、肺の拡張が良くなるにつれて柔らかい呼吸音へと変化していきます。普段からその違いを聞き分けるように意識しておけば、出生直後なら呼吸音が改善しないときは判断して早めにマスクCPAP（持続的陽圧換気）やバギングをしたり、出生後の入院中も呼吸数や陥没呼吸の所見と合わせて呼吸状態の悪化に早く気づくことができます。予定帝王切開に立ち会って新生児をケアする機会があれば、背中側に聴診器を置いて聴診しながら処置をすると、肺液の吸収状態や呼吸音の柔らかさの変化がよくわかるので、全身状態良好な赤ちゃんで一度確認してみると参考になります。

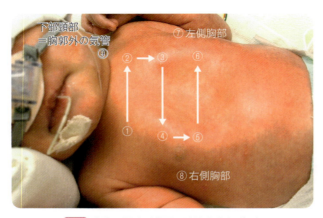

図1 聴診の順番（背面の聴診も忘れずに）

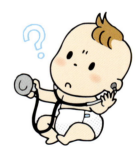

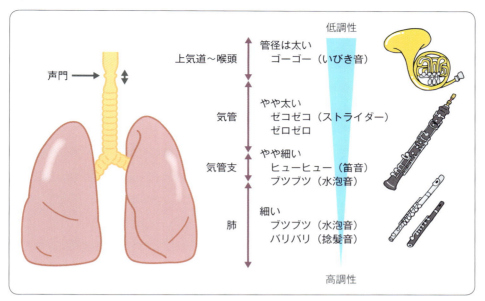

図2 呼吸音の音調（管径の差）を考えて聴きましょう

3 呼吸音の音調（管径の差）

　気道狭窄や分泌物貯留によって空気に乱流が起きることで副雑音が生じますが、気道径が太いところでは粗く低い音調に、細いところでは高い音調として聞こえます。太さとしては、「上気道＞喉頭＞気管支＞肺」、これはちょうど管楽器の「ホルン＞オーボエ＞フルート＞ピッコロ」と同じイメージです（図2）。音調を意識すると、気道のどのあたりに問題があるのか類推することができるようになります。

　呻吟は呼気性喘鳴なので、声帯に対して下から圧が加わって声帯が押し上げられて緩むため音調は低くなります。喉頭軟化症の再現では吸気性喘鳴なので、咽頭からの引き込まれる陰圧で声帯が下方に引っ張られるため音調は高くなります。ゴム紐を伸ばして指ではじくと音を出せますが、引っ張って伸ばした時と緩めた時を比較すると声帯での音の違いをイメージできます。簡単に再現できるので声門を締めながら声を出して体験してみましょう！

4 呼吸音の湿潤性（湿性＝断続性／乾性＝連続性）

　呼吸音は湿潤性についても意識して、湿った水っぽい音（残存した肺液／肺胞から漏れ出た血漿成分／水っぽい痰／やや粘稠な痰／唾液）と乾いた隙間風のような狭窄音（狭窄／軟化症）を区別します。気管挿管されているときは、分泌物の色（白色／淡黄色／黄色／血漿様／淡血性／血性）、粘稠性（サラサラ／漿液性／やや粘稠／粘稠）、量（少量／中等量／多量）を必ず記載してください。分泌物の性状をこの組み合わせで記載しておけば、肺の状態を予測し、後で振り返ることもできます。

肺液が残っていたり、肺炎で末梢気道に分泌物が貯留していると粗く低調性の断続的な水泡音（ブツブツ：コース・クラックル）が聴取されます。水の入ったコップに細いストローを差し込んで息を吐いてブクブクさせてみてください。これと同じ状況で、小さい気泡が断続的にはぜたときの音の集まりが水泡音です。間質性肺炎や慢性肺疾患などで閉塞していた末梢気道が広がるときには、血圧計のマンシェットをはがすときの音のような細かく高調性の断続的な捻髪音（パリパリ、チリチリ：ファイン・クラックル）が聴取されます。なお、「コース（coarse）」「ファイン（fine）」の日本語訳はそれぞれ「粗い」「細かい」という意味です。捻髪音はその名の通り耳元の髪を指に挟んでねじれば再現できますが、新生児の副雑音とは音調が少し違っています。水泡音と捻髪音を音調で区別できないときには、単にクラックルという表現を使うこともあります。新生児では呼吸音が高調性に聞こえるので、水泡音と捻髪音を区別しにくいこともよくあります。

人工呼吸器管理中は気管吸引が適宜行われていますが、黄色がかった粘稠な痰になってくれば肺炎が疑われます。生後間もない時期に「サラサラした白色〜淡黄色〜血漿様で中等量以上」が続くときは血漿成分が肺胞から流れ出す出血性肺浮腫が疑われるため、PEEP圧（呼気終末陽圧）を上げたり、呼吸モードをHFO（高頻度振動換気）に変更して肺胞からの血漿の漏れを防ぎます。胎児期に肺を満たしていた肺液は、出生後、本来、分単位で吸収されるため、肺液様の分泌物が持続したり、量が増えていくことはありません。新生児では肺血管が脆弱なので血漿成分が漏れやすく、赤血球まで漏れ出せば容易に肺出血となります。出血性肺浮腫で認められる分泌物は、粘液性の痰よりも粘稠性が低い血漿成分なので気泡が小さく、水泡音の音調が肺炎よりも高くなってサラサラ、ザラザラと聞こえることもあります。

喉頭軟化症や気管軟化症など気道の狭窄があると、狭い所を流速の速い空気が通過するため隙間風のような乱流が生じて、音が出ます。窓を少し開けて車を走らせたとき、窓の開け幅によって音調が変わるので試してみましょう。「ゼロゼロ＞ゼコゼコ＞ゼーゼー＞ヒューヒュー＞ピューピュー」と乱流の発生する場所（太さ）によって、違った音調に聞こえます。狭窄による呼吸音は空気の流れによって発生するため連続的な音ですが、音調を意識すれば、音源の場所を推定することができます（図2）。連続性副雑音は連続的ないびき音（ロンカイ）、ストライダー、笛音（ウィーズ）として聞こえますが、頸部の下部（気管上部）にも響いてくるのでどこでも聴診できます。一方、断続性副雑音は頸部では聴取できません。│3│音調、│4│湿潤性を組み合わせて考えると、舌根沈下で広い咽頭が狭窄すれば乾いた感じで低調性のいびき音となり、太めの気道に分泌物が少し残留して狭窄してくるとゼコゼコ、ゼロゼロと少し粗く水っぽさを帯びた低調性のストライダーとなり、痰があっても粘稠で気管支壁面にへばりついて管腔が狭くなるほど、気管支狭窄が進行するほど、ゼーゼー、ヒューヒュー、ピューピューと乾いた高調性の笛音となります。

5 │ 呼吸音のタイミング（吸気性／呼気性）

いびきのように上咽頭から声門付近の狭窄では吸気性喘鳴として聴取され、肺の虚脱を防ぐため声門をわざと締めれば呼気性喘鳴（呻吟）、気管から気管支の病変では吸気／呼気どちらでも、肺胞

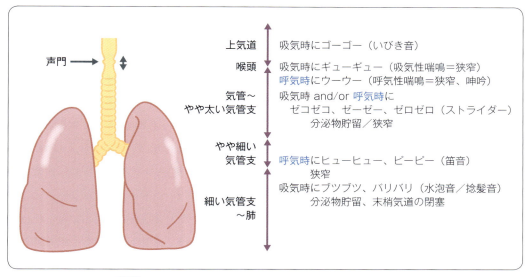

図3 いつ聞こえてくるのか（吸気／呼気）考えて聴きましょう

レベルでは吸気のみで副雑音が聴取されます（図3）。喉頭軟化症や声門下狭窄のように胸腔外での狭窄があれば吸気性喘鳴、胸腔内の気管狭窄／気管軟化症／気管支軟化症のように胸腔内での狭窄があれば、原則としては喘息と同じように呼気性喘鳴が出やすくなります。胸腔内の狭窄では、吸気時に胸郭が膨らみ気道も広くなるため乱流が起こりにくくなりますが、呼気時には胸郭が縮んで気道も狭くなるため狭窄がより顕著となって隙間風のようなヒューヒューとした呼気性喘鳴が出やすくなります。ただ、狭窄の度合いによっては吸気／呼気ともに喘鳴が聞こえることもありますし、重度の気管軟化症では啼泣時に気道が潰れて気流がストップし、そのまま窒息状態になってしまうこともあります（dying spell）。

3 聴診のコツ：心雑音

みきわめ！ 心雑音を再現してみましょう

獨協医科大学の志水太郎先生が当院で講演をされ、聴診器を耳に当てながら心雑音の再現を教示してくれたことがありましたが、聴診器なしでも簡単にできることに気づいたので、筆者が考案した応用編も交えながら紹介したいと思います。

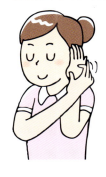

まず、左手をお椀の形にして耳を塞いでみてください。左手の手背を右手の中指で爪を立てるようにして少し力をこめながら縦に長く引っかいてみましょう。どんな音が聞こえましたか？　これは心室中隔欠損症（粗い低調性の汎収縮期雑音）と同じような心雑音です。今度は小指の爪を立てながら軽く引っかいてみてください。爪が細いためさっきよりも高調性の動脈管開存

症（やや高調性の収縮期〜連続性雑音）の心雑音が再現できます。示指の指腹で強めにこすると柔らかい機能性心雑音、示指で短く強く引っかければ僧帽弁逸脱のクリック音、中指でスナップをきかせながら指先で軽くトントンと叩くと心音も出せます。トントンと心音を再現したときに２つ目のⅡ音を強く叩くと肺高血圧のⅡ音の亢進も再現できます。心雑音を自分で再現できるので音の性状の違いを意識しながらトライしてみましょう。学生さんたちの講義や新人教育にご利用いただければ、きっと眠気も吹き飛ぶことと思います。

　心雑音については、（1）出現時期、（2）音調（低調性／高調性、粗い／柔らかい）、（3）タイミング（収縮期／拡張期）、（4）音の強さ、（5）最強点、（6）過剰心音を意識して聴診します。心雑音については、「Dogs may meow. Cats may bark」「犬がニャーと鳴き、猫がワンと吠える」というくらい、新生児では小児循環器専門医でも心雑音だけで疾患を当てるのは難しいといわれています。流れに乱れのない層流では音がしませんが、呼吸音と同様に血流も乱流になると雑音が生じます。頻度的に多い左右短絡（心室中隔欠損症 ventricular septal defect：VSD、動脈管開存症 patent ductus arteriosus：PDA）、狭窄（肺動脈弁狭窄症 pulmonary stenosis：PS）、逆流（三尖弁閉鎖不全 tricuspid regurgitation：TR）の特徴と違いは覚えておきましょう。

1 時 期

　出生直後から聴取されれば半月弁（大動脈弁、肺動脈弁）の狭窄か房室弁（僧帽弁、三尖弁）の逆流で、このうち TR は小さな音ですが汎収縮期雑音として、時々、一過性に聴取されます。出生後時間が経ってから聞こえ始めるのは短絡血流（VSD/PDA）を考えます。出生直後は胎児期の名残で肺血管はまだ生理的にも収縮して肺高血圧状態が残っています。左心系と右心系が等圧になっているため、短絡があっても血液が流れず心雑音も聞こえませんが、時間が経って肺血管が拡張するとともに右心系の圧が低下して、短絡血流が増えるため心雑音が聞こえるようになる訳です。

2 場 所

　成人に比べると心臓が小さいため、心雑音の場所で疾患を推定することが難しいといわれていますが、VSD では欠損孔の位置によって胸骨左縁第２〜第４肋間で、PDA や PS では胸骨左縁第２肋間を最強点として心雑音が聞こえます。PS では背部に響く心雑音として聞こえることもあります。生後１週以後、左肺動脈が相対的に細くなるため、生理的な PS による小さな心雑音として聴取されることがあります（機能性心雑音）。この心雑音は生後６カ月ごろには消失します。

3 タイミング

　Ⅰ音は僧帽弁・三尖弁が閉じるときの音（管腔が広い＝やや低調性で弱い音）、Ⅱ音は大動脈弁・肺動脈弁が閉じるときの音（管腔が狭い＝高調性）で、Ⅰ音とⅡ音の間が収縮期、Ⅱ音からⅠ音の間が拡張期となります。PDA では収縮期雑音だけでなく拡張期まで心雑音が続く連続性雑音になることもありますが、新生児の心雑音の多くは収縮期雑音として聞こえます。

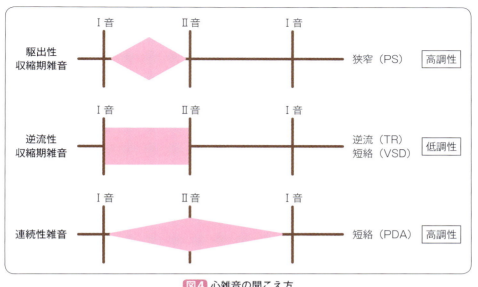

図4 心雑音の聞こえ方

4 音 調

　呼吸音のところで説明した理屈と同じで、VSDは心室腔が広いので粗い<mark>低調性</mark>（ゴーゴー）、PDAは細い管なので<mark>高調性</mark>（ザーザー、シャンシャン）の心雑音として聞こえます。心奇形がなくても<mark>機能的な心雑音</mark>を聴取することもありますが、そのときには<mark>柔らかい心雑音</mark>として聞こえます。

　PSのような狭窄があれば、心筋の収縮力に合わせて漸増・漸減する駆出性の心雑音として聞かれます。TRのような弁の逆流やVSDではⅠ音と同時に始まりⅡ音までほぼ一定の音量の汎収縮期雑音として聴取されますが、弁の逆流ではVSDのように荒く大きな音にはなりません（図4）。

5 音の強さ

　成人では6段階評価のLevine分類が用いられていますが、新生児ではⅢ度までしかわからないので、心雑音の大きさは弱い順にレバインⅠ度～Ⅲ度の3段階で考えれば十分です。レバイン分類とは少し表現が違いますが、Ⅰ度（少し聞こえる）、Ⅱ度（まあまあ聞こえる）、Ⅲ度（しっかり聞こえる）と覚えておけば簡単です。新生児でも肺高血圧を来すとⅡ音の亢進を認めることがあります。心室中隔欠損症でも欠損孔が大きくて肺高血圧になっているときには、シャント血流が減ってしまうため心雑音があまり聞こえず、Ⅱ音の亢進で気づくことがあるので、Ⅱ音の強さにも注目してみましょう。

6 過剰心音

　心不全が進むと新生児でもⅢ音（心室の拡張早期に心房から心室に血液が流入する振動により生ずる低調音）やⅣ音（低調性の心房収縮音）が出現して、馬が走るような3拍子か4拍子の調律のギャロップリズムの音が聞こえることがあります。

4 聴診のコツ：腸蠕動音

みきわめ！ 今の腸蠕動音はどれですか？（ポコポコ音、シュワシュワ音、減弱／無音）

　新生児は成人よりも腸管が細く腸蠕動も速いため、腸蠕動音は高調性で亢進して聞こえます。新生児仮死や敗血症などで循環状態が悪化すると、血流の再分布が起こるため、皮膚の血流が減少して「白ちゃん」となりますが（p.13）、消化管の血流が減って蠕動が低下すれば腸蠕動音が弱くなったり、聞こえなくなったりします。鎮静によって腸蠕動音が低下することもありますし、腸の状態を判断するためには、腸蠕動音を正しく評価できることが必須です。

　腸蠕動音が聞こえるために必要な条件は、腸が蠕動していること以外に、空気を嚥下していることも必須条件です。空気を嚥下できなければ、消化管ガスはレントゲンでも見えませんし、腸蠕動音も聞こえません。腸蠕動音は音調と音の強さに注目しましょう。

　新生児嘔吐症（初期嘔吐）の消化管蠕動音は特徴的で、シュワシュワシュワと聞こえるため筆者は「シュワシュワ音」と呼んでいます[2]。腸管径が細く蠕動が速いため高調性のシュワシュワ音が聞こえるのだと思いますが、軽症の新生児仮死や胎児機能不全の後でよく認められます。血流の再分布によって一過性に消化管の血流が減少した後、血流が回復しても、消化管はまだ攣縮が続いて細くなった状態で蠕動が亢進するため、シュワシュワ音となるのではないかと考えています（私見）。呼吸音のところで解説したように管径が細くなるほど音調が高くなります。ちょうど、軽症の新生児仮死で筋緊張が亢進して不穏状態となったり、振戦が目立つように消化管も緊張が亢進しているのではないかと推測しています。また、腸蠕動の協調運動がうまくいかなくなれば、順蠕動や逆蠕動のバランスが狂って、よく動いても前に進めない状態（to and fro）に陥ってしまうのではないかと思われます。水泳で手足の動かし方のバランスが悪いと早く動かしても進まない、それと同じイメージです。リラックスして、バランスよく水をかけば、ゆっくりでも速く泳げるようになります。

　消化管の緊張が解けてくると、消化管の管径が太くなり、腸蠕動もゆったりした動きになってきます。正常の腸蠕動音は「ポコポコッ」という音なので、シュワシュワ音が減って「ポコポコ音」が混入してきます。この頃になってくると悪心も徐々に軽快してきます。最終的には「シュワシュワ音」から「シュワポコ音」、さらに「ポコポコ音」へと完全に移行すれば、悪心嘔吐は消失して、哺乳できるようにもなっていきます。音の変化について習熟すると、「あと6時間ぐらいで嘔吐は治まってくるでしょう」などと症状を予測することもできるようになりますので、症状の推移の予測にトライしてみましょう！

引用・参考文献

1）松下尚憲. 呼吸器領域　あなたにお薦めする聴診器. 特集：診察室の診療機器. 地域医学. 32. 2018. 654-7.
2）田中太平. 先天性心疾患の考え方と腹部の診方. 連載：出生直後の新生児の正しい見方. 妊産婦と赤ちゃんケア. 1. 2011. 100-9.

第3章…診察・アセスメントの基本 出生直後から退院時チェックに役立つ

2 触 診

1 胸部の触診：触ってわかる痰の貯留

みきわめ！ 痰の貯留は胸部の触診でも評価できます！

　HFOによる人工呼吸器管理中に痰がたまってきたか否か見分けるためには、胸壁に手を当ててその振動の細かさに注目してみましょう。痰の貯留がなければ、胸壁は細かく振動していますが、痰がたまってくると胸壁の振動が粗くなっていきます。聴診器での振動音も高調性から低調性へと変化するので、聴診と触診の両方を利用して吸痰のタイミングを図りましょう。

2 腹部の触診

みきわめ！ おなかを積極的に触りましょう

　頭部の触診については「大泉門だけでなく、縫合や頭蓋骨も触診しましょう」という話をしました（p.31）。ここでは腹部の触診について解説をします。

　腹部では肝臓の大きさと硬さ、脾腫や腫瘤の有無について観察します。新生児の筋層は薄いため触診しやすいのですが、ソフトにマッサージをする感覚で優しく触れば赤ちゃんに嫌がられることも避けられます。啼泣時には息を吸って腹筋の緊張が緩んだ瞬間が触診のチャンスです。新生児の肝臓は軟らかく、辺縁が薄いため軽い触診をしなければ下端を見誤りがちです。肝臓を触診するときには、右手の人差し指を肝臓の下端の走行に沿って、ごく軽く押して触診をしていきます（図5）。示指を肋骨弓に沿った方向に斜めに傾けてごく軽く、肋骨弓下4〜5横指くらいから順に0.5〜1横指ずつ上に上げていきます。

　成人と異なり、新生児の肝臓は軟らかいので、肝臓の下端をはっきり触知することはできません。肝臓を触診で1横指と感じている人は、指で強く押して触診しているため、肝臓の上から下方に曲げられた状態で弾力を感じたところで下端と判断しているはずです（図5）。低出生体重児でも成熟児（正期産児）でも触診での肝臓の大きさは変わらず、右乳腺上肋骨弓下に2〜2.5横指触知しますが、3横指を超えれば明らかに肝腫大と考えられます。

　肝腫大があれば、右心不全によるうっ血、感染症、先天代謝異常などを疑います。肝腫大があるときには肝臓を硬く感じることも多いので、肝臓を硬いと感じれば肝腫大が起きていなくても基礎疾患がないか検討すると病気の早期発見につながるかもしれません。

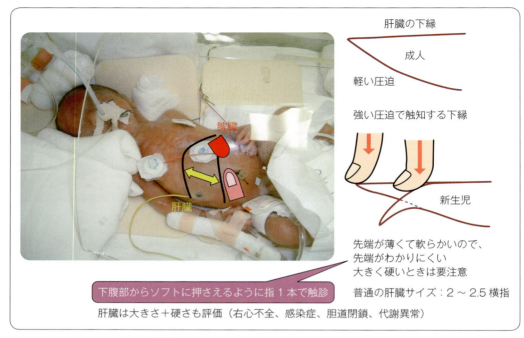

図5 新生児の肝臓を普段から触診しましょう！

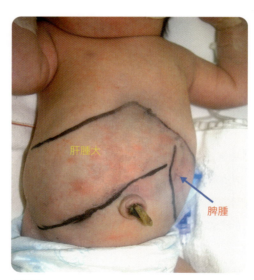

図6 新生児の肝臓を普段から触診しましょう！
先天性サイトメガロウイルス感染症の例。

　感染症、特に先天性サイトメガロウイルス感染症のようなウイルス感染では肝臓が腫大します（図6）。また、肝腫大があると脾腫を伴っていることがあるので、脾腫の有無についても丹念に触知します。肝臓が軟らかく何となく辺縁を触れるのに対して、脾臓は硬さがあるので、コリッとした感触で左肋骨弓下に触れます。肝腫大や肝脾腫を認めれば、糖原病などの先天代謝異常も疑わなければなりません。腹部エコーで肝脾腫について答え合わせをすればパーフェクトです。

第3章…診察・アセスメントの基本 出生直後から退院時チェックに役立つ

3 神経学的所見のみかた

1 新生児の反射

みきわめ！ 原始反射って何のためにあるの？

　診察の最後は神経学的所見で締めくくりとなります。新生児の神経学的異常を見つけるためには、筋緊張、反射、自発運動の評価は重要です。新生児にとって生きていくうえで必要な動きが 原始反射 ですが、子猿と母猿の関係をイメージすると理解しやすくなります。授乳のシーンを考えてみると、口角を指（乳首）でツンツンするとそちら側を向いておっぱいを探します（探索反射）。指（乳首）を口に含ませると吸いつくので（吸啜反射）、母乳を飲むことができます。

> **吸啜反射はパターンと強さを評価しましょう！** 知っているとGood！ 役に立つミニ知識 13
>
> 　重症仮死では診察者の指を口に入れても、噛むだけの動きしか認められないときもありますが、状態が改善するにつれて徐々に吸い付くことができるようになります。吸啜反射は、吸ったときに指を引き込む力についても評価しましょう。吸啜反射が弱いときには、口に入れた指を前後に動かすことで反射を誘発できることもあります。哺乳が緩慢なときには哺乳瓶を前後させながら飲ませることもありますが、これも吸啜反射を誘発して飲ませているわけです。うまく吸啜しているにもかかわらずミルクを飲めない場合は、嚥下機能に問題があるか、粘膜下口蓋裂があるかもしれないので、必ず喉の奥も見てみましょう（p.43、 粘膜下口蓋裂）。なお、胎児期から神経筋疾患でうまく嚥下ができなければ羊水過多になるので、羊水過多がある場合には出生後は赤ちゃんの上部消化管閉鎖だけでなく嚥下機能にも注意しましょう。

　身の危険が迫ったときをイメージしてみましょう。母猿が子猿を抱っこしている状態で、敵が来れば身を翻して逃げますが、そんなとき、母猿にしっかりつかまっているためには、自分の体重を支えられるほどつかむ力が強くなければ振り落とされてしまいます。赤ちゃんの手掌に診察者の指を押し当てると 手掌把握反射 が誘発され（図7）、母趾の付け根（母趾球）に診察者の指を押し当てると足が少し底屈し、足趾も曲げ

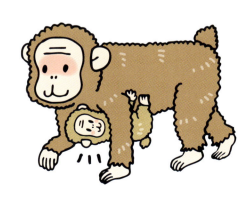

109

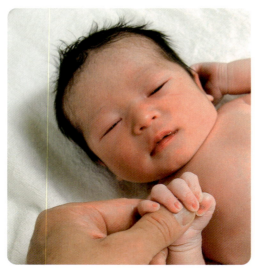

手掌に指を押し当てるとしっかりした力で握り返し、赤ちゃんも安堵の表情で応えてくれました（母子の愛着形成もアップします）。

図7 把握反射

ます（足底把握反射）。これらは子猿が母猿にぶら下がるために必要だった原始反射の名残と考えられています。

2 体位と反射

みきわめ！ モロー反射の表と裏　ロデオ反射？

仰臥位で何もつかまっていないとき、下方に落下するG（重力加速度）を感じれば、手を大きく広げて母に抱きつこうとします。この動きがMoro反射です。ただし、しっかり何かに抱きついた状態でモロー反射が誘発されると、手を広げることはなく、よりしっかりつかむ動きとなるため、子猿にとっては合目的的な反射といえます。

今まで前庭迷路性刺激のGに対してモロー反射が誘発されると思っていましたが、この本を書きながらちょっと考えました。それなら、違う体位で違う方向のGをかけたときにはどうなるのでしょう？　以下、頭で想像しながら読んでください。

G-1）仰臥位で体を水平位のまま体全体を急に持ち上げて前上方への上向きG、ちょうどモロー反射と逆向きのGをかけてみましたが……、何の反射も誘発されませんでした。母猿が寝ている子猿をひょいと抱き上げたとき、不用意に手を開くと地面についている母猿の手に引っかかって邪魔になるため上肢の動きは不要と考えました。

G-2）次は座位の状態から前に倒して前下方へのGをかけたときの反応も見てみましたが、これも無反応でした。これは伝い歩きをするときに必要なパラシュート反射と同じGのかかり方ですが、もともと新生児期には認められない反射です。

G-3）体が前に倒れた状態になっているので、右の手で肩と頭を支えた状態で、そのまま前屈位から急に上半身全体を 90°近く座位を取るような位置まで起こす後上方への G をかけたところ、モロー反射の 2 相のような（両手を伸ばしたまま前に出す動き）が誘発されました。G の方向としては通常のモロー反射と同じ方向に働いていますが、スタート時点での体位（座位と前屈位）によって反応性が異なりました。このつかもうとする反応は、赤ちゃんの胸に診察者の手をあてがいながら体を起こすと、より誘発されやすくなりました。何かにつかまってモロー反射を誘発した場合と同様、より強くつかまっていようとする合目的的な動きと考えました。

G-4）腹臥位で水平位のまま上向き G、下向き G をかけてみましたが、いずれも反射は誘発されませんでした。

以上の結果から私見ですが…、仰臥位で母猿に抱っこされた状態で落ちそうになったとき、母猿に抱きつこうとする動きが従来からいわれているモロー反射です。それとは異なるシチュエーションで、母猿に抱き上げられるときには身を任せ（水平位上向き G-1、G-4）、背中におんぶされた状態（腹臥位）で移動中、母猿が飛び上がったときには子猿にとっては母猿に密着する方向に G が働

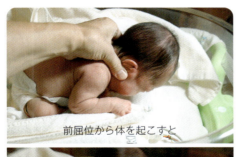

前屈位から体を起こすと

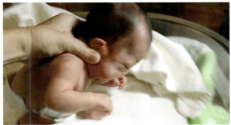

腕を広げることなく前に伸ばします

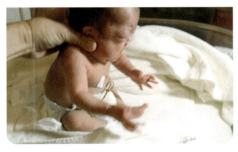

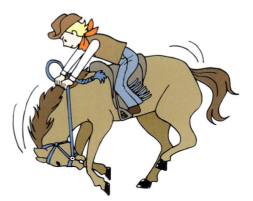

モロー反射では腕を広げた後（1 相）閉じます（2 相）がロデオ反射は腕は開かず、手を前に出すだけの動きになります

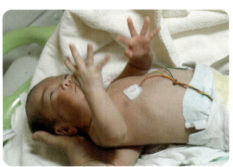

モロー反射の 2 相と同じ動きです

図8 ロデオ反射

くためそのままに（水平下向き G-2、G-4）、母猿が飛び降りて子猿の上半身が浮き上がり気味となって母猿から離れそうになるとき（前屈位後上方 G-3）には手を伸ばして母猿にしがみつくと考えれば合目的的な動きと解釈できます。乗馬のロデオの騎手と同じ手の動きなので新しく見つけた原始反射はロデオ反射（仮称）!?（図8）羊水という無重力状態から重力のある世界に移行した直後から、腹臥位と仰臥位を区別し、位置覚とGの方向性まで感知してモロー反射が誘発されるという複雑で興味深い事実には驚かされました。音や光で誘発される驚愕反応はモロー反射とよく似ていますが、刺激を続けると反応が減弱する馴れ現象が起こりやすいのに対して、前庭迷路性刺激のモロー反射は馴れ現象が乏しいという特徴があります[1]。これも猿の母子が移動する距離や時間のことを考えれば合点がいきます。なお、ロデオ反射を誘発するとき、90°付近の座位を超えて後下方までGをかけると、モロー反射が誘発されてしまいます。また、ロデオ反射はモロー反射の2相（手を開いた後閉じる動き）が目立つときにしか認められず、モロー反射よりも早い時期に消失します。ロデオ反射は馴れ現象があるため、驚愕反応の一種かもしれませんが、同じようなGがかかっても体位によって反応性が異なる点は興味深いと思います。

3 モロー反射を見るときの注意点

みきわめ！ アイコンタクト、自己鎮静もチェックしましょう

モロー反射を見るときには、一緒にアイコンタクトが取れるかどうか、少し啼泣しても抱き起こしてあやせば泣き止んで自己鎮静ができるかどうかもチェックします。新生児期でもアイコンタクトや自己鎮静に苦手さを感じる赤ちゃんは、「自閉症スペクトラム」のハイリスクとして要フォローです。後頭部と肩を支え、あやすように声を掛けながら斜めに抱き上げると、目が合ったり、泣いていても鎮静しやすくなったりします。成熟児（正期産児）ではアイコンタクトをとった後、ゆっくり診察者の顔を動かせば追視もできます。少し落ち着いたところで、後頭部と肩を手で支えたままストンと下方に落とすと手を広げた後（第1相）、閉じる（第2相）動きをします（モロー反射、図9）。重症仮死や全身的に筋力低下を来す疾患などでは、モロー反射が消失することがあります。モロー反射や把握反射が消失していれば、重篤な神経筋障害が疑われるので必ず精査が必要です。軽症仮死や易刺激性の状態になっていると、過剰に反応して手が大きく動き、ワナワナとした振戦が誘発されることもあります。

出生直後から手の動きに左右差を認めれば腕神経叢麻痺（図10-1）、鎖骨骨折、上腕骨骨折が疑われます。肩甲難産では首が過伸展されて腕神経叢を損傷することがあります。出生直後から片側のモロー反射が消失し、把握反射が温存されていれば腕神経叢麻痺（Erb 麻痺）の上位型、両方の反射ともに消失していれば全型、把握反射のみ消失していれば下位型（Klumpke 麻痺）が疑われます。出生後しばらくしてから左右差を認めるようになれば、肩関節炎などの炎症が誘因となっているかもしれません。中心静脈ライン抜去後に起こった化膿性肩関節炎で、モロー反射消失、把握反

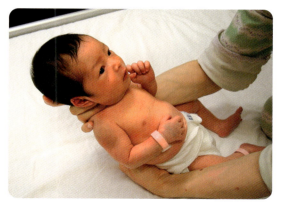
肩と背中を支えてアイコンタクトと追視のチェック
しっかり見つめ返してくれれば合格です。

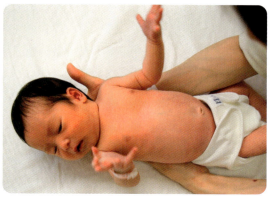
モロー反射（第1相）
手を大きく広げてhelp me！

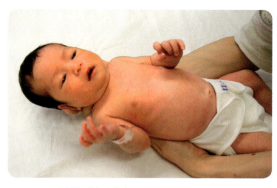
モロー反射（第2相）
広げた手を閉じて母につかまろうとしますが、
空振りで不満そう

図9 モロー反射（正常新生児）

射残存という腕神経叢麻痺に類似した病像を呈した赤ちゃんもいましたが（図10-2）、外観上は比較的軽度の右上肢の蜂窩織炎にもかかわらず両反射ともに消失した症例も経験しました（図11）。神経的な異常だけでなく、関節・骨・筋肉の異常でも反射が抑制されるので、反射を見るときにはその反射の強さと左右差について観察します。

4 非対称性緊張性頸反射（ATNR）

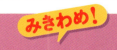 赤ちゃんの表情、動きの変化と柔らかさを見きわめましょう！

　横を向けば向いた方の手足を伸ばし、反対側の手足を曲げるという反射が非対称性緊張性頸反射（asymmetrical tonic neck reflex：ATNR）です（図12）。横を向きながら足をバタバタさせると、ちょうど反復してキックをしているような動きとなります。ATNRは自分の手足を認識するために役立つと言われていますが、敵が来たときにバタバタするキックは、攻撃力は乏しくても相手

113

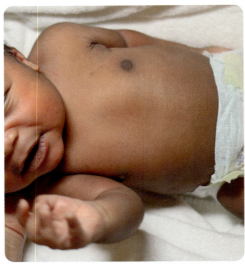
図10-1 左腕神経叢麻痺（全型麻痺）
左側モロー反射（−）、左側把握反射（−）

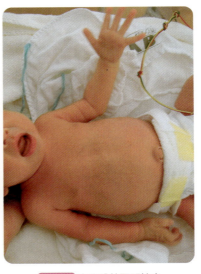
図10-2 右化膿性肩関節炎
右側モロー反射（−）、右側把握反射（＋）

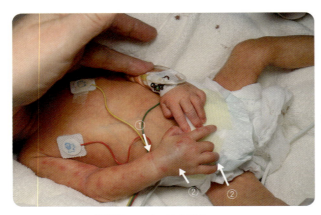

① 右上肢は全体的に発赤し腫脹発赤を伴う丘疹が右上肢に散在性に出現

② 右手の厚みが増し浮腫によって指背のしわも減っている

図11 右上肢の蜂窩織炎
右側のモロー反射、把握反射ともに消失しています。
右側モロー反射（−）、右側把握反射（−）

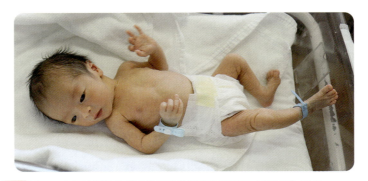
図12 ちょっと不安げな表情の非対称性緊張性頸反射（ATNR）肢位
顔を向けた方の上下肢を伸ばし、対側の上下肢を屈曲させるのがATNRです。写真では右上肢以外の3肢はATNR支配の体位になっています。

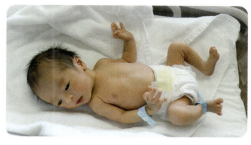
少し緊張が緩んだ四肢屈曲位、右手はやや緊張

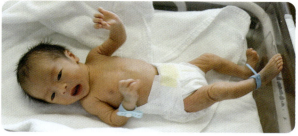
開口とともに少し力を入れて下肢が伸展、左手は空を切る

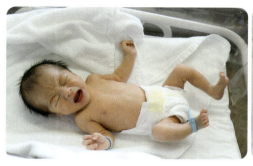
一瞬の啼泣で足を浮かした四肢屈曲位

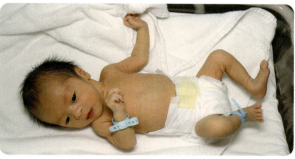
少しリラックスした表情に戻って柔らかな動きへ

図13 2分間の赤ちゃんの動き
表情と四肢の動きのバリエーションにも注目してください。

向き癖があれば早めに修正しましょう 知っているとGood! 役に立つミニ知識 14

ATNRは生後1〜2カ月頃に一番強くなりますが、子宮内で頭の向き癖があると、出生後もその影響を受けて向き癖が出やすくなります。向き癖では頭の形のいびつさが気になりますが、それだけでなく、ATNRの影響を受けて股関節の開排制限や股関節脱臼を誘発することがあります。例えば左への向き癖があると右足を曲げながら大腿を内側に傾けることが多くなるため、右股関節の開きが悪くなります。右膝が内側に向けば、テコの応用で右大腿骨頭は外側にはずれやすくなります。赤ちゃんは人のいる方を向く習性があるのでそれを利用して、左への向き癖なら左方を壁にした位置で寝かせると反対側を向いてくれる頻度が増えて自己修正できます。必要とあればバスタオルをロール状に巻いて体全体を右に向かせるように指導しています。向き癖は頭部の変形が進む前、早めに介入した方が楽に修正できます。

を威嚇して追い払うのにも多少役立つかもしれません（私見）。ちょうどひな鳥を守るため親鳥が大きく羽を広げてバタバタさせて威嚇するのと同じ理屈です。診察時、嫌がって啼泣すると四肢をバタバタさせることがありますが、ATNRが目立つ3カ月以内でバタバタが最も強く出てきます。歌舞伎のみえ、仁王像、カンフーの攻撃型、フェンシング、いずれもATNRと同じ型で力を最もこめやすいポーズなので、学生さんたちには姿勢を覚えてもらうために、筆者は「あっちいけ反射」と話をしています。

ATNRでいつも四肢ともに典型的な肢位をとったり、ぎくしゃくしたワンパターン的な動きをとったりするときには脳性麻痺のリスクが高いと考えられていますが、通常だいたい2～3肢がATNRの支配を受けた動きをとります。正常な赤ちゃんでは表情や動きにいろいろなバリエーションや変化があり、動きに柔らかさがあるということも、正常か否かを見きわめるために大切な所見です（図13）。赤ちゃんの表情、動きのバリエーションと柔らかさを意識しながらよく観察し、正常を見きわめましょう。

　赤ちゃんの両脇を支えながら足を接地させて前に進めると、歩行のように足を運びます（自動歩行）。子猿の足が地面についている状態で母猿が歩みを進めるとき、足を動かさなければ引きずられてしまいます。これも私見ですが、子猿の足がひきずられるのを避けるために歩行のような動きをするのではないかと思います。母猿に対してつかまり立ちの状態になっているとき、母猿が移動し始めると、子猿は母猿につかまりながら数歩歩いた後、母猿に抱きついたり、母猿の背中によじ登るシーンをよく見かけます。一方、子猿が死んだとき、死後1週間くらい母猿は子猿を抱き抱えたまま移動しますが、子猿はずっと足を引きずられたままなので、自動歩行も合目的的な動きだと思います。

5 スカーフ徴候、引き起こし反射

みきわめ！　筋緊張を評価しましょう！

　筋緊張の評価に膝を立てているか否かが重要という話をしましたが（p.14、図6～図8）、他動的に筋緊張低下を判断する方法としては、伸展性の亢進（スカーフ徴候陽性：手を首に巻き付けるように回しても抵抗感がない）、被動性の亢進（手首を持って振ると緊張なくクネクネと手が動く）などもありますが、引き起こし反射での評価がわかりやすいと思います。

　引き起こし反射は、赤ちゃんの手首を持ち、少し引き上げて筋緊張を高めてから、「よっこらしょ」と心の中のかけ声にあわせながら円弧状に引き上げれば、ちょうどいいスピードで頭も少し遅れて上がってきます。あまり早すぎても赤ちゃんに負担がかかりますし、ゆっくりすぎると頭が上がりにくくなるので、引き上げるスピードは大切です。筋緊張が正常なら少し引き上げた段階で肘を曲げ、体が起き上がる途中で頭が遅れてついてきます（図14）。筋緊張が弱いと、引き起こし反射で手を引き上げられても肘は伸びきり、頭も下がったままでついてきません（図15）。

6 新生児仮死

みきわめ！　状態の悪い赤ちゃんに出会ったら

　新生児仮死として出生後、「白ちゃん」になっていれば代謝性アシドーシスや循環不全が疑われ、

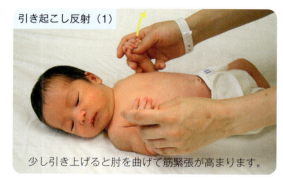

引き起こし反射（1）

少し引き上げると肘を曲げて筋緊張が高まります。

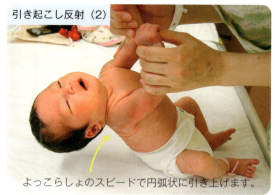

引き起こし反射（2）

よっこらしょのスピードで円弧状に引き上げます。

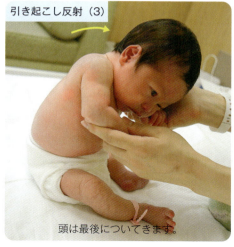

引き起こし反射（3）

頭は最後についてきます。

引き起こし反射のポイントは、少し引き上げてちょっと待ち、「よっこらしょ」のスピードで引き起こすこと、これが一番優しいやり方です。

図14 引き起こし反射（正常新生児）

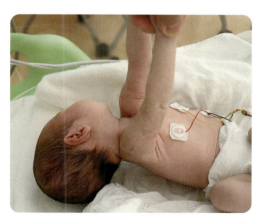

力が弱いため肘が伸びきり

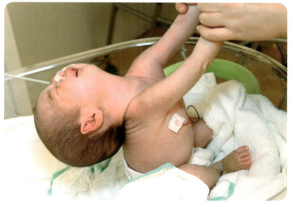

頭もついてきません（head lag）

図15 引き起こし反射（プラダー・ウィリー症候群）

重症度に応じて不穏な表情、苦悶様顔貌、さらには無表情になると説明をしましたが（p.13）、軽症〜中等症の新生児仮死では交感神経系が高ぶった状態が出生後もしばらく続くため、出生直後には異様に目を大きく見開いたり、その後も易刺激性、筋緊張亢進〜筋緊張低下、振戦、甲高い泣き声がしばらく続いたりすることもあるので、赤ちゃんをよく見て触って声かけをしてその反応性を確かめてください。また、新生児発作（新生児痙攣）、非皮質起源イベントの動きにも留意しま

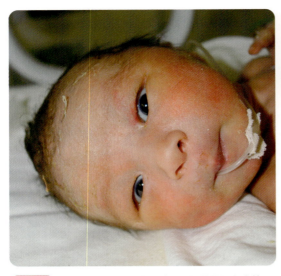

図16-1 出生直後から眼を大きく開眼し緊張した表情
わずかな眼球下転が見られる落陽現象
上眼瞼と虹彩の間に球結膜の白い部分が少し見えます。（新生児仮死）

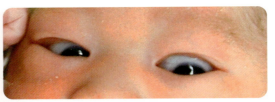

図16-2 落陽現象（基礎疾患なし）
右内斜視を伴った一過性の下方への眼振が見られます。

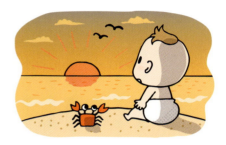

水平線に沈む夕陽が落陽現象の語源になっています。

しょう。

　子宮内は夕暮れ時の明るさなので、明るい外界に出てきた直後はまぶしくて眼を閉じています。新生児仮死があると かっと目を大きく見開いたり、開眼状態で眼球だけが下転する 落陽現象 を一過性に認めることがあります（図16）[2]。正常な赤ちゃんでも1%に落陽現象を認め、生後数カ月まで続くこともありますが、他の神経学的異常所見がなければ自然に消退していきます。頭蓋内出血後には持続的な落陽現象を認めることもありますが、多くは下方への 眼振（ピクピクッと眼球だけが下転）で持続時間も数秒以内に留まります。モロー反射で眼振が誘発されることもあります。

　易刺激性 が目立つときには、ちょっとした刺激に対して過剰に反応したり、不穏で落ち着かないバタバタした動きが目立ったり、啼泣しやすく鎮静もしにくくなります。筋緊張亢進 があると振戦が増えてモロー反射も過剰な動きをとりますが、屈筋優位が強くなるため四肢を伸ばそうとしたときの抵抗感が非常に強くなります。筋緊張亢進が極端な場合や核黄疸によるアテトーゼ型脳性麻痺では 後弓反張（体を弓なりに反らせる）の体位をとることもありますが、引き起こし反射では反り返りがより顕著となります。振戦 は数秒間持続する四肢や口唇の細かい左右対称性のワナワナとした震えです。正常な児でも認められますが、出現頻度が多かったり、程度が強い場合は、低血糖、低カルシウム血症なども考えます。

　脳性啼泣 とも呼ばれる 甲高い泣き声 は、咽頭の筋緊張が亢進して咽頭腔が狭くなるため啼泣の音調が高くなる現象です。「成人男性＞女性＞小児＞新生児」のように咽頭腔の広さが狭まるほど声は高くなります。管楽器の太さによる音の違いと同様ですが、後咽頭腔の広さを意識しながら、低音から高音まで「アー」と連続音で発声してみるとよくわかります。声を出して体験してみましょう。

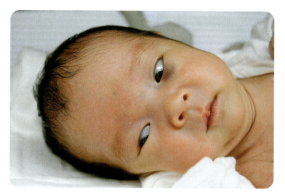

図17 右方凝視を伴った新生児発作

7 痙攣の区別

みきわめ！ 新生児発作と非皮質起源イベントの違いは？

　間代性痙攣、強直性痙攣、ミオクローヌス発作といった典型的な新生児痙攣とは別に、従来、運動性自動症（下肢のペダルこぎ様運動、上肢のクロール様運動、一点凝視、咀嚼様運動）、自律神経症状（無呼吸発作、血圧変動）などが異常所見として挙げられてきました。現在では、脳波を測定して痙攣として発作時活動が認められれば新生児発作、発作時活動がなければ非皮質起源イベント、発作を疑うイベントで発作時脳波が記録されていなければ新生児発作様イベントとして区別されるようになりました[3]。また、発作波が出ていても異常な運動として認められなければ、潜在発作と定義されています。

　間代性痙攣は力が入っていない状態でピクンピクンとした動きが規則正しいリズムで繰り返します。入眠中に一瞬単発でピクンとする動きは入眠期のミオクローヌスで正常な赤ちゃんにも認められます。力が入った状態でギューとした動きをとるときには強直性痙攣が疑われます。ミオクローヌス発作は全身の筋肉が一瞬、収縮してビクンとした動きを反復します。これらの新生児発作では開眼して一点凝視や眼球偏位（図17）を来していることが多いので、気になる動きがあれば目もよく見てみましょう。

　自動運動の多くは痙攣の発作波が出ておらず、大脳による原始反射が抑制された結果、脳幹開放現象として認められる動きで抗痙攣薬も奏功しないと考えられています。ペダルこぎ様運動は自動歩行、咀嚼様運動は吸啜反射に相当しますが、いずれもガクンガクンとしたぎこちない律動的な動きを反復し、咀嚼様といってもぎこちなく噛む動きに近く、通常のような吸い付く動きにはなりません。

手で楽に開眼できる赤ちゃんは要注意

知っていると Good! 役に立つミニ知識 15

　新生児仮死の重症度分類としては Sarnat 分類（表3）[4,5]が有名ですが、最近では Thompson スコア（表4）[6]で数値化することによって、神経学的所見の推移も評価できるようになってきたので、サーナット分類と合わせて評価をしましょう。産道を通過するときに瞼が開いてしまうと角膜が傷ついてしまいます。それを防ぐため、筋緊張低下を認める赤ちゃんでも、開眼をさせようとするとかなり抵抗して眼瞼が翻転してしまいます。楽に開眼できるときにはかなり状態が悪い重症の新生児仮死か神経筋疾患と考えた方がいいでしょう（図18）。重症仮死ではトンプソンスコアにない項目として、瞳孔の大きさや対光反射（図19）、除脳硬直や除皮質硬直（図20）の有無も確認しましょう。

表3 サーナット分類（低酸素性虚血性脳症）（文献 4 より転載一部改変）[5]

	第 1 期（軽症）	第 2 期（中等症）	第 3 期（重症）
意識レベル	不穏、過敏	嗜眠、鈍麻	昏迷
神経筋	亢進	減弱	減弱〜消失
筋緊張	正常	軽度低下	弛緩
姿勢	軽度遠位屈曲	重度遠位屈曲	間歇的除脳硬直
伸展反射	亢進	亢進	減弱〜消失
ミオクローヌス	あり、なし	あり	なし
原始反射	正常	減弱	消失
吸啜反射	正常、軽度減弱	減弱〜消失	消失
モロー反射	亢進、容易に誘発	減弱、不完全	消失
前庭動眼反射	正常	亢進	減弱〜消失
筋緊張性頸反射	減弱	亢進	消失
自律神経機能	交感神経優位	副交感神経優位	抑制
瞳孔	散瞳	縮瞳	瞳孔不同、対光反射減弱
呼吸	自発呼吸	自発呼吸、無呼吸	自発呼吸なし
心拍	頻脈	徐脈	不定
気管および唾液分泌	少量	多量	不定
腸蠕動	正常または減弱	亢進、下痢	不定
新生児発作	なし	多い	稀
脳波所見	正常	低電位	平坦
持続	24 時間以内	2 〜 14 日	数時間〜数週間

前庭動眼反射（人形の目現象）は頭を正面に向けて、頭を左右にゆっくりと動かしたときに頭と同じように目が動けば消失（中脳・脳幹障害）、頭を動かしても目がまっすぐ正面を見ていれば正常となります。

（筆者注）

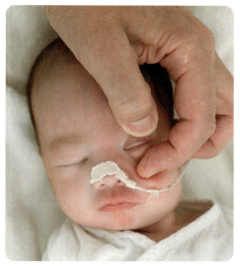

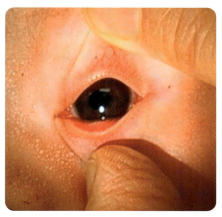

図18 開眼に対する抵抗
この赤ちゃんは開眼に対しては強く抵抗しました。筋緊張の弱いプラダー・ウィリ症候群でも閉眼する力は大！

図19 重症仮死例での開眼に対する抵抗
抵抗がなく、楽に開眼させることができます。また、対光反射も消失しています。

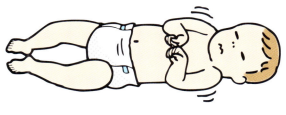

除皮質硬直
両腕を曲げて胸の前に置き、手は掌屈
下肢伸展、足は内反底屈
（大脳皮質や白質が広範囲に障害）

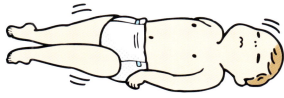

除脳硬直（脳幹障害）
四肢伸展、上肢の回内
手関節は軽度屈曲
足関節は底屈
（中脳・橋の障害）

図20-1 除皮質硬直と除脳硬直（脳幹障害）

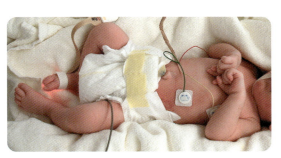

図20-2 除皮質硬直

第3章 神経学的所見のみかた　7 痙攣の区別

表4 重症仮死の分類：トンプソンスコア[6]

	0	1	2	3
筋緊張	正常	亢進	低下	弛緩
意識	正常	過覚醒	嗜眠・傾眠	昏迷
痙攣	なし	2回/日以下	3回/日以上	
姿勢	正常	クロール様ペダルこぎ	遠位屈曲強直	除脳硬直
モロー反射	正常	不完全	消失	
把握反射	正常	弱い	消失	
吸啜反射	正常	弱い	噛む・消失	
呼吸	正常	過換気	短い無呼吸	持続する無呼吸
大泉門	正常	膨隆	緊満	

合計点数：1〜10点（軽症）、11〜14点（中等症）、15〜22点（重症）

引用・参考文献

1) 二木康之ほか. Moro反射のメカニズムと臨床的意義. 小児科臨床. 64, 2011, 1837-42.

2) 田中太平. 神経系の異常を見逃さないためのポイント. 臨床助産ケア. 6, 2014, 56-64.

3) 奥村彰久. 新生児発作のEvidenceに基づく診断と治療を目指して. 日本未熟児新生児学会雑誌. 23, 2011, 45-49.

4) 早川昌弘. "低酸素性虚血性脳症（HIE）". 新生児学テキスト. 日本新生児成育医学会編. 大阪, メディカ出版, 2018, 330.

5) Sarnat, HB., Sarnat. MS. Neonatal encephalopathy following fetal distress : A clinical and electroencephalographic study. Arch Neurol. 33（10）, 1976, 696-705.

6) Thompson, CM. et al. The value of a scoring system for hypoxic ischaemic encephalopathy in predicting neurodevelopmental outcome. Acta Pediatr. 86, 1997, 757-61.

索 引

あ

アーモンド様の眼 … 41
アイコンタクト … 112
青あざ … 64
垢 … 21
明るさ … 9
あざ … 62
頭 … 29, 31
頭の大きさ … 34
泡（口腔内）… 15

い

易刺激性 … 118
異所性乳腺 … 55
異所性蒙古斑 … 64
苺状血管腫 … 46
伊藤白斑 … 62
いぼ … 64
イレウス … 27
色温度 … 10
色の再現性 … 11
色白 … 41
陰茎弯曲 … 83
咽頭 … 9

う・え

ウィーズ … 102
ウンナ母斑 … 46
腋窩の垢 … 21
襟巻き様包皮 … 80
演色性 … 10

お

黄疸 … 24
太田母斑 … 49
おしり … 74

か

外陰部 … 80
回外位足 … 94
開眼に対する抵抗 … 121
外耳道閉鎖 … 44
外尿道口 … 81

外反踵足 … 94
蛙肢位 … 14
顔 … 38
顔の観察 … 12
顔のバランス … 38
顎関節脱臼 … 39
過剰心音 … 105
化膿性肩関節炎 … 112, 114
カフェオレ斑 … 62
下腹部の発赤 … 68
眼間開離 … 38
換気量 … 100
眼瞼裂 … 38
観察の順序 … 29
カンジダ感染症 … 59
肝腫大 … 107
汗疹 … 21
眼振 … 118
感染 … 56
甲高い泣き声 … 118
陥没呼吸 … 17
顔面 … 38
顔面神経麻痺 … 39

き

キアリ奇形 … 34
奇異性呼吸 … 17
気管支呼吸音 … 100
吸気性喘鳴 … 101, 103
丘疹 … 48
吸啜反射 … 109
巨舌 … 40
巨大色素性母斑 … 63
巨頭症 … 37
筋緊張 … 116
　——の評価 … 14
　——亢進 … 118
　——低下 … 41

く

口の形の左右差 … 38
苦悶様顔貌 … 13
クラックル … 102
黒あざ … 63

け

経皮ビリルビン濃度 … 24
頸部のたるみ … 96
痙攣 … 119
月経 … 85
結節性硬化症 … 62
血便 … 28
血流の再分布 … 14
検査データ … 17
原始反射 … 109

こ

紅暈 … 52, 53, 54
口蓋垂裂 … 42
口蓋裂 … 42
口角下制筋低形成・無形成
　… 39
後弓反張 … 118
合指症・合趾症 … 97
後頭部のくぼみ … 34
コース・クラックル … 99, 102
股関節開排制限 … 115
股関節脱臼 … 115
呼気性喘鳴 … 101, 103
呼吸（体位）… 19
呼吸音 … 98
呼吸障害 … 19
呼吸状態の指標 … 17
黒子 … 63, 65
こけし様顔貌 … 41
骨縫合 … 31, 32
小鼻 … 41

さ

サーナット分類 … 120
サーモンパッチ … 46, 49
臍 … 70
臍炎 … 73
鰓弓症候群 … 44
臍帯白斑 … 59
臍帯付着位置 … 70
臍帯ヘルニア … 70
臍腸管瘻 … 71

索引

123

サイトメガロウイルス感染症…37,
　108
臍肉芽…72
臍皮…70
臍ポリープ…73
痤瘡…48
三叉神経…47, 50, 60
産瘤…32

し・す

シーソー呼吸…17, 18
耳介低位…38, 44
色素性母斑…63
色素沈着…55
自己鎮静…112
四肢…87
四肢短縮症…87
脂腺母斑…49
湿疹…48
脂肪腫…77
終糸脂肪腫…74, 77
手指…88
手術用照明…11
手掌把握反射…109
出血性肺浮腫…102
小陰茎…80
消化管アレルギー…28
消化管出血…28
小顎症…42
小耳症…44
小泉門…31
小腸閉鎖…27
照度…10
小頭症…36
小脳ヘルニア…34
照明…9, 90
初期嘔吐…106
触診…107
処女膜ポリープ…85
除脳硬直…121
除皮質硬直…121
白あざ…62
脂漏性湿疹…49
「白ちゃん」…13
しわ…22
呻吟…101

神経学的所見…109
神経線維腫症…62
心雑音…103
新生児仮死…117
新生児月経…85
新生児痤瘡…48, 57
新生児中毒性紅斑…51, 52, 56
新生児反射…109
新生児ヘルペス感染症…56, 60
新生児発作…119
　──様イベント…121
新生児 TSS 様発疹症…56, 58, 59
振戦…118
伸展陰茎長…84
垂直距骨…95
スカーフ徴候…116
頭蓋骨早期癒合症…34
ストライダー…102

せ・そ

生後5日間の変化…20
精巣…83
精巣非触知…83, 84
咳…16
脊髄脂肪腫…76
咳反射…16
前額部の突出…37
全身の観察…29
尖足…94
先天性
　──顎関節脱臼…39
　──カンジダ感染症…59
　──顔面神経麻痺…39
　──血管拡張性大理石様皮斑…
52
　──垂直距骨…95
　──胆道閉鎖症…25, 27
　──内反足…94
　──白皮症…63
　──皮膚欠損症…92
　──皮膚洞…74, 76, 77
　──表皮水疱症…56, 58, 59
仙尾部…74
仙尾部 stigma…79
喘鳴…101
泉門…32

足底把握反射…110
ソトス症候群…37

た

胎脂…20
胎児水腫…69
大泉門…30, 31
胎便…26
大理石様皮斑…52
多呼吸…17
多指症・多趾症…97
脱色素性母斑…63
多発性関節拘縮症…89
多毛…55, 79
胆汁性嘔吐…67
単純性血管腫…46
胆道閉鎖症…25, 27

ち・つ

小さな口…41
チェックバルブ…26
茶あざ…62
腸間膜裂孔ヘルニア…67
聴診…98, 100
聴診器…98
腸蠕動音…66, 106
腸捻転…66, 67
椎体奇形…76

て

啼泣時の口の形…39
底屈制限（足先）…95
笛音…102
伝染性膿痂疹…56, 57
臀部…74
臀裂偏位…74

と

頭囲…34
頭蓋骨早期癒合症…34
頭血腫…32
頭部…29, 31
トンプソンスコア…120

な

内反足…94

泣き声 … 15, 98, 118
軟骨無形成症 … 90

に

ニキビ … 48
ニコルスキー現象 … 57
乳児血管腫 … 46
乳腺肥大 … 54, 55
尿道下裂 … 81
尿膜管遺残症 … 72

ね・の

粘膜下口蓋裂 … 43
脳幹障害 … 121
脳性啼泣 … 118
膿疱 … 57
膿疱疹 … 58

は

把握反射 … 110
排痰法 … 107
肺の状態 … 15
稗粒腫 … 48, 55, 56
白内障 … 37
白斑 … 62
白皮症 … 63
肌 … 21
発熱 … 68
発毛 … 79
「鼻からミルク」 … 42
ハレキン現象 … 51
ハロゲンライト … 9
反射 … 109

ひ

鼻咽頭逆流 … 43
引き起こし反射 … 116
皮静脈 … 67
非触知精巣 … 83, 84
非対称性緊張性頸反射 … 114
非皮質起源イベント … 119
皮膚 … 20
皮膚割線 … 61
皮膚欠損 … 92, 93
皮膚色 … 13, 24
皮膚所見 … 46, 51

皮膚洞 … 74, 76, 77
皮膚病変 … 50
鼻閉 … 42
表情の観察 … 12
表皮水疱症 … 56, 58, 59
表皮母斑症候群 … 64
鼻翼呼吸 … 17

ふ

ファイン・クラックル … 99
フェイス症候群 … 48, 50
副雑音 … 99, 102
副耳 … 44
副乳 … 54
腹部 … 66, 107
腹部膨満 … 66, 67
腹壁 … 66
浮腫 … 68, 96
ブドウ球菌性熱傷様皮膚症候群 … 57
ブラシュコ線 … 61
プラダー・ウィリ症候群 … 41, 117
ブロンズベビー症候群 … 25, 58

へ

臍 … 70
ベックウィズ・ウィーデマン症候群 … 40
ヘルペス感染症 … 56, 60
便の変化 … 26
扁平母斑 … 62
ペンライト … 10

ほ

蜂窩織炎 … 66, 68, 113
包茎 … 80
帽状腱膜下血腫 … 32
傍尿道嚢腫 … 86
ポーランド症候群 … 92
ほくろ … 63, 65
発赤（下腹部） … 68
母斑 … 62
母斑細胞母斑 … 63

ま

埋没陰茎 … 84

埋没耳 … 44
膜様落屑 … 22
ママ・パパガーゼ／ママ・パパタオル … 10
豆電球 … 10

む

向き癖 … 115
無菌性膿疱 … 53, 57
無欲状顔貌 … 13

め・も

メラニン色素 … 65
蒙古斑 … 64
毛細血管奇形 … 46, 77
網状皮斑 … 51
模倣反応 … 42
モロー反射 … 110, 111, 112

ゆ・よ

指 … 88
指の重なり … 89
羊膜索シークエンス … 90
4p- 症候群 … 11

ら・り

ライティング … 9, 90
落屑 … 22
落陽現象 … 35, 118
リンパ浮腫 … 96

れ・ろ・わ

レックリングハウゼン病 … 62, 77
レバイン分類 … 105
ロデオ反射 … 111
腕神経叢麻痺 … 112

欧 文

A

adnexal polyp … 54
asymmetrical crying facies：ACF … 38
asymmetrical tonic neck reflex：ATNR … 114

索引

125

B・C

Beckwith-Wiedemann 症候群 …
40
Blaschko 線 … 61
Chiari 奇形 … 34

L・M・N

LED ライト … 9
Levine 分類 … 105
Moro 反射 … 110, 111, 112

neonatal TSS-like
exanthematous disease：
NTED … 56, 58, 59
NICU の照明 … 11

P・R

PHACES 症候群 … 48, 50
Poland 症候群 … 92
Prader-Willi 症候群 … 41
Recklinghausen 病 … 62, 77

S

Sarnat 分類 … 120
Sotos 症候群 … 37
staphylococcal scalded skin
syndrome：SSSS … 56, 57

T

TcB … 24
Thompson スコア … 120
TSS 様発疹症 … 56, 58, 59

●著者紹介

田中 太平 (たなか　たいへい)

名古屋第二赤十字病院　第一新生児科部長
総合周産期母子医療センター副センター長

略歴

1982 年　秋田大学医学部卒業
1982 年　名古屋市立大学小児科入局
1983 年　名古屋市立東市民病院小児科
1985 年　埼玉医科大学総合医療センター小児科助手
1993 年　聖霊病院小児科
1997 年　名古屋市立大学小児科助手
2002 年　同　講師
2003 年　名古屋第二赤十字病院小児科部長
2008 年　同　新生児科部長　現在に至る

専門医・学会活動等

日本小児科学会専門医・指導医、日本周産期・新生児医学会新生児専門医
NCPR（新生児蘇生法）インストラクター、日本新生児成育医学会代議員

著書

田中 太平. 出生早期の新生児正しい見方：隠れた異常を早く発見！ 日総研出版. 2011 年.

新生児の正常・異常みきわめブック 正期産児編
－豊富な写真で正常所見と疾患がわかる

2019年12月15日発行　第1版第1刷
2024年4月10日発行　第1版第4刷

著　者　田中 太平

発行者　長谷川 翔

発行所　株式会社メディカ出版
　　　　〒532-8588
　　　　大阪市淀川区宮原3－4－30
　　　　ニッセイ新大阪ビル16F
　　　　https://www.medica.co.jp/

編集担当　里山圭子

編集協力　梁根千夏子

装　　幀　森本良成

イラスト　岡澤香寿美

印刷・製本　株式会社NPCコーポレーション

Ⓒ Taihei TANAKA, 2019

本書の複製権・翻訳権・翻案権・上映権・譲渡権・公衆送信権（送信可能化権を含む）は、（株）メディカ出版が
保有します。

ISBN978-4-8404-6881-7　　　　　　　　　　　　　　　Printed and bound in Japan

当社出版物に関する各種お問い合わせ先（受付時間：平日9：00～17：00）
●編集内容については、編集局 06-6398-5048
●ご注文・不良品（乱丁・落丁）については、お客様センター 0120-276-115